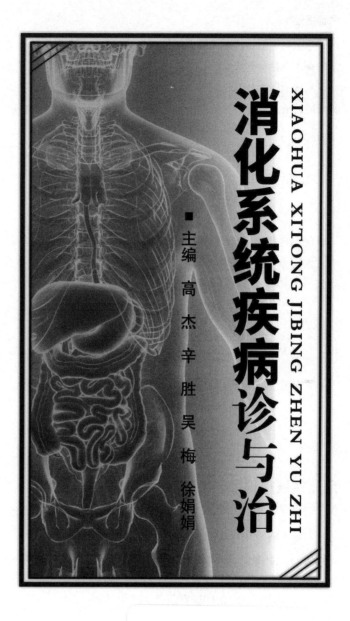

XIAOHUA XITONG JIBING ZHEN YU ZHI

消化系统疾病诊与治

■ 主编 高 杰 辛 胜 吴 梅 徐娟娟

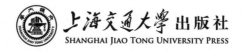

上海交通大学 出版社
SHANGHAI JIAO TONG UNIVERSITY PRESS

内容提要

本书共分七章，先简要介绍了消化系统总论，然后详细介绍了消化系统的临床常见病和多发病，包括食管疾病、胃部疾病、肠道疾病、肝脏疾病等。在本书编写过程中，编者们参阅了最新的国内外消化系统诊疗指南，有助于临床消化科医师对疾病迅速做出正确的诊断和恰当的处理，希望本书能成为消化科医师、医学院校师生的临床实践参考书。

图书在版编目（CIP）数据

消化系统疾病诊与治 / 高杰等主编. --上海 ： 上海交通大学出版社，2023.10
ISBN 978-7-313-29002-1

Ⅰ．①消… Ⅱ．①高… Ⅲ．①消化系统疾病－诊疗
Ⅳ．①R57

中国国家版本馆CIP数据核字（2023）第120587号

消化系统疾病诊与治
XIAOHUA XITONG JIBING ZHEN YU ZHI

主　编：高 杰 辛 胜 吴 梅 徐娟娟
出版发行：上海交通大学出版社
邮政编码：200030
印　制：广东虎彩云印刷有限公司
开　本：710mm×1000mm 1/16
字　数：213千字
版　次：2023年10月第1版
书　号：ISBN 978-7-313-29002-1
定　价：198.00元

地　址：上海市番禺路951号
电　话：021-64071208
经　销：全国新华书店
印　张：12.25
插　页：2
印　次：2023年10月第1次印刷

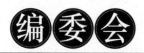

主　编

高　杰（山东省东营市人民医院）

辛　胜（山东省聊城市人民医院）

吴　梅（贵州省毕节市第一人民医院）

徐娟娟（山东省菏泽市牡丹人民医院）

副主编

殷建红（山东省青岛市第八人民医院）

孟根珠拉（内蒙古自治区锡林郭勒盟中心医院）

刘　芳（新疆医科大学第五附属医院）

姜　璐（山东中医药大学附属医院）

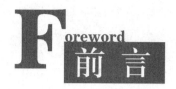

前　言

　　消化系统包括食管、胃、肠、肝、胆、胰腺等脏器,是人体八大系统之一,其基本功能是负责食物的消化和吸收、提供机体所需要的物质和能量,所以自身的消化系统是否健全跟身体的健康与否有着直接关系。然而,随着生活水平的提高,消化系统疾病的发病率在不断增加,严重危害着人类的健康,特别是占肿瘤死亡原因前列的胃癌、食管癌,已引起国内外各界人士的关注。在消化系统疾病的临床实践中,诊断和治疗是非常重要的步骤,有了正确的诊断方法和针对性的治疗手段,才能取得预期的效果。近年来,随着科学技术的不断发展,消化系统疾病的诊疗技术在不断更新,对消化系统疾病的发病机制、临床诊断及规范治疗等方面的研究也在不断深入,这对消化系统临床医务工作者提出了更高的要求。因此,为了更新消化科工作者的知识,提高消化系统疾病患者的救治成功率,编者们编写了这本《消化系统疾病诊与治》一书,希望能为消化科学的进步与发展贡献一份力量。

　　本书共分七章,先简要介绍了消化系统总论,然后详细介绍了消化系统的临床常见病和多发病,包括食管疾病、胃部疾病、肠道疾病、肝脏疾病等。编者们针对上述疾病简明扼要的介绍了疾病的病因和发病机制,重点阐述了临床上对于消化系统疾病的诊断技术和治疗方法,使临床消化科医师可根据不同患者的实际情况选择最有效的诊疗方案。在本书编写过程中,编者们参阅了最新的国内外消化系统诊疗指南,并紧密结合目前消化系统疾病临床诊疗实际情况,以期达到科学性、实用性、权威性的完美融合,有助于临床消化科医师对疾病迅速做出正确的诊断和恰当的处理,希望能对其临床实践提供参考。

由于消化领域的相关知识和诊疗手段更新迅速,加之编者们日常工作繁重、编写时间紧张、编写经验有限,书中缺点和错误之处在所难免,诚请广大读者提出批评,以便提高。

《消化系统疾病诊与治》编委会

2023 年 1 月

C_{ontents} 目 录

第一章　　　总　论

第一节　消化系统的结构与功能

一、消化系统的结构

消化系统包括消化道、各种消化腺,以及与消化活动有关的神经、体液调节。消化道为经口腔、咽喉、食管、胃、小肠、大肠直至直肠、肛门的连续性管道,其功能是消化食物,吸收营养物质和排泄粪便。其中位于屈氏韧带以上的食管、胃、十二指肠、空肠上段等消化管道及肝、胰腺等消化腺及胆道、胰管等腺体导管称为上消化道,屈氏韧带以下的消化管道称为下消化道。消化腺可分为大消化腺和小消化腺,前者指大唾液腺、肝和胰,后者指唇腺、颊腺、舌腺、食管腺、胃腺和肠腺等。消化道的功能是在神经、体液的调节下进行的,神经、体液的调节可以保证消化道的生理活动。消化系统结构及食物在消化道内消化的过程见图1-1。

(一)食管

食管是一个前后扁平的肌性管,位于脊柱前方,上端在第6颈椎下缘平面与咽相续,下端续于胃的贲门,全长约25 cm,是消化道各部中最狭窄的部分,依其行程可分为颈部、胸部和腹部三段。

1.食管的特点

食管全程有三处狭窄,第一个狭窄位于食管和咽的连接处;第二个狭窄位于食管与左支气管交叉处,第二个狭窄为穿经膈食管裂孔处。二个狭窄是食管异物易滞留和食管癌好发的部位。

2.食管壁的结构

食管壁厚约4 mm,具有消化管典型4层结构,食管壁从内到外由黏膜、黏膜下层、肌膜和外膜组成,但缺乏浆膜层。食管外膜由疏松结缔组织构成。

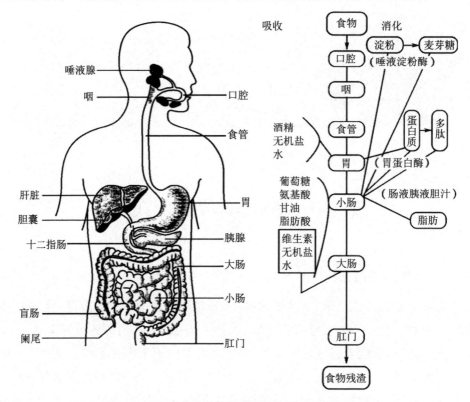

图 1-1　消化系统结构及食物在消化道内消化的过程

(二)胃

胃是消化管最膨大的部分,容量约 1 500 mL。大部分位于上腹部的左季肋区。上连食管,下续十二指肠。

1.胃的形态和分部

胃上端与食管连接处是胃的入口——贲门,下端是连接十二指肠的出口——幽门。贲门左侧、食管末端左缘与胃底所形成的锐角称为贲门切迹。胃上缘凹向右上方称为胃小弯,其最低点弯度明显的折转处称为角切迹,下缘凸向左下方称为胃大弯。胃分为 4 部,贲门附近的部分称为贲门部,贲门平面以上向左上方膨出的部分称为胃底,胃底向下至角切迹处的中间部分称为胃体,胃体下界与幽门之间的部分称为幽门部。在幽门表面,由于幽门括约肌的存在,有一缩窄的环形沟,有幽门前静脉横过幽门前方,为幽门括约肌所在之处。在人体,幽门前方可见幽门前静脉,是手术时确认幽门的标志。

胃的形态和位置,因体形不同而差异较大,根据人体 X 线钡餐透视,可将胃分为钩形胃、角形胃、长胃。

2.胃壁的结构

胃壁共分 4 层,自内向外依次为黏膜层、黏膜下层、肌层和浆膜层。

胃黏膜柔软,血供丰富,呈橘红色,胃空虚时形成许多皱襞,充盈时变平坦。胃小弯、幽门部的黏膜较平滑,神经分布丰富,是酸性食糜必经之路,易受机械损伤及胃酸、消化酶的作用,所以易发生溃疡。临床上,胃黏膜皱襞的改变,常提示有病变的发生。

黏膜下层由疏松结缔组织和弹力纤维组成,起缓冲作用。当胃扩张或蠕动时,黏膜可伴随这种活动而伸展或移位。此层含有较大的血管、神经丛和淋巴管。胃黏膜炎或黏膜癌时可经黏膜下层扩散。

胃壁的肌层较厚,由 3 层平滑肌组成。外层为纵行肌,以大弯和小弯部分较发达;中层为环形肌,在贲门和幽门处变得很厚,形成贲门括约肌和幽门括约肌;内层为斜行肌,由贲门左侧沿胃底向胃体方向进行,以下渐渐分散变薄,以至不见。在环行肌与纵行肌之间,含有肌层神经丛。胃的各种生理运动主要靠肌层来完成。

胃壁的浆膜层是胃的外膜,实际上是腹膜覆盖在胃表面的部分。其覆盖主要是在胃的前上面和后下面,并在胃小弯和胃大弯处分别组成小网膜和大网膜。

(三)小肠

小肠可分为十二指肠、空肠和回肠三部分。小肠是进行消化和吸收的重要器官,并具有某些内分泌的功能。

1.十二指肠

十二指肠介于胃与空肠之间,相当于十二个横指并列的长度而得名。十二指肠呈 C 形,包绕胰头,可分上部、降部、水平部和升部 4 部。十二指肠降部的后内侧壁上有胆总管和胰腺管的共同开口,胆汁和胰液由此流入小肠。十二指肠上部近幽门约 2.5 cm 的一段肠管,壁较薄,黏膜面较光滑,没有或甚少环状襞,此段称十二指肠球部,是十二指肠溃疡的好发部位。

2.空肠和回肠

空肠和回肠上端起自十二指肠空肠曲,下端接续盲肠,空肠和回肠一起被肠系膜悬系于腹后壁,合称为系膜小肠。有系膜附着的边缘称系膜缘,其相对缘称游离缘或对系膜缘。

空肠和回肠之间无明显分界,在形态和结构上的变化是逐渐改变的。

(四)大肠

大肠是消化管的下段,起自右髂窝,全长 1.5 m,全程围绕于空、回肠的周围,可分为盲肠、阑尾、结肠、直肠和肛管五部分。

除直肠、肛管和阑尾外,结肠和盲肠具有 3 种特征性结构,即结肠带、结肠袋和肠脂垂。

1.盲肠

盲肠是大肠的开始部,位于右髂窝内,左接回肠,上通升结肠,下端为盲端。

回肠末端向盲肠的开口,称回盲口。此处肠壁内的环形肌增厚,并覆以黏膜而形成上下两片半月形的皱襞称回盲瓣,可以阻止小肠内容物过快地流入大肠,利于食物在小肠内的消化吸收,并可防止盲肠内容物逆流入回肠。

2.阑尾

在盲肠下端的后内侧壁伸出一条细长的阑尾,其末端游离,外形酷似蚯蚓,又称引突。长度因人而异,一般长 5～7 cm,内腔与盲肠相通。偶有长约 20 cm或短至 1 cm 者,阑尾缺如者少见。通常与盲肠一起位于右髂窝内,少数情况可以出现高位阑尾、低位阑尾及左下腹阑尾等异位阑尾。成人阑尾的管径多在 0.5～1.0 cm,并随着年龄增长而缩小,容易被肠石阻塞而导致阑尾炎。

阑尾的位置主要取决于盲肠的位置,阑尾根部的体表投影点,通常在右髂前上棘与脐连线的中、外 1/3 交点处,该点称阑尾麦氏点。

3.结肠

结肠是介于盲肠与直肠之间的一段大肠,整体呈 m 形,围绕在空回肠的周围,可分为升结肠、横结肠、降结肠和乙状结肠四部分。

结肠肠壁分为黏膜、黏膜下层、肌层和外膜。

4.直肠

直肠是指消化管位于盆腔下部的一段,全长 10～14 cm,从第 3 骶椎前方起自乙状结肠后,沿骶、尾骨前面下行穿过盆膈移行于肛管。

5.肛管

肛管的上界为直肠穿过盆膈的平面,下界为肛门,长约 4 cm。男性肛管前面与尿道及前列腺相毗邻,女性则为子宫及阴道,后为尾骨。肛管被肛门括约肌所包绕,平时处于收缩状态,有控制排便的功能。

肛柱内有直肠上动脉终末支和由直肠上静脉丛形成的同名静脉,内痔即由此静脉丛曲张、扩大而成。

（五）肝

肝是人体中最大的腺体，也是最大的实质性脏器，主要位于右季肋部和上腹部。

1.肝的形态

肝呈不规则的楔形，右端圆钝厚重，左端窄薄，有上、下两面，前后左右四缘。上面隆凸贴于膈，称为膈面，由矢状位的镰状韧带分为左、右两叶。肝左叶小而薄，肝右叶大而厚。膈面后部无腹膜被覆，直接与膈相贴的部分称裸区，裸区左侧部分有一较宽的沟，称为腔静脉沟，内有下腔静脉通过。肝下面略凹，邻接附近脏器，又称脏面。此面有略呈 H 形的左右纵沟及横沟，左侧的纵沟窄而深，沟的前部内有肝圆韧带通过，称为肝圆韧带裂，右纵沟阔而浅，前部有胆囊窝容纳胆囊，后部容纳静脉韧带，称为静脉韧带裂。横沟内有门静脉、肝动脉、肝管、神经及淋巴管出入，称为肝门。出入肝门的这些结构被结缔组织包绕，称为肝蒂。肝蒂中主要结构的位置关系：肝左、右管居前，肝固有动脉左、右支居中，肝门静脉左、右支居后。在腔静脉沟的上端处，有肝左、中、右静脉出肝后立即注入下腔静脉，临床上常称此处为第二肝门。

肝的脏面借 H 形的沟、裂和窝将肝分为 4 叶：左叶位于肝圆韧带裂与静脉韧带裂的左侧，即左纵沟的左侧；右叶位于胆囊窝与静脉沟的右侧，即右纵沟的右侧；方叶位于肝门之前，肝圆韧带裂与胆囊窝之间；尾状叶位于肝门之后，静脉韧带裂与腔静脉沟之间。脏面的肝左叶与膈面一致。脏面的肝右叶、方叶和尾状叶一起，相当于膈面的肝右叶。

2.肝外胆道系统

（1）胆囊：胆囊为贮存和浓缩胆汁的囊状器官，呈长茄子状，位于肝脏脏面胆囊窝内，上面借疏松结缔组织与肝相连，其余各面均有腹膜包被。

（2）肝管与肝总管：肝左、右管分别由左、右肝内的毛细胆管逐渐汇合而成，走出肝门之后即合成肝总管。肝总管长约 3 cm，下行于肝十二指肠韧带内，在韧带内与胆囊管以锐角结合成胆总管。

（3）胆总管：胆总管由肝总管与胆囊管汇合而成，管壁内含有大量的弹性纤维，有一定的收缩力。根据胆总管的经过，可将其分为十二指肠上段、十二指肠后段、胰腺段和十二指肠壁段。

（六）胰腺

胰腺是人体的第二大消化腺，由外分泌部和内分泌部组成。由于胰腺的位置较深,前方有胃、横结肠和大网膜等遮盖,故胰腺病变时,体征常不明显。

胰腺可分为头、颈、体、尾四部分,各部分之间无明显界限。头、颈部在腹中线右侧,体、尾部在腹中线左侧。胰腺的总输出管称胰管,从胰尾行向胰头,纵贯胰腺实质,与胆总管汇合后共同开口于十二指肠大乳头。

胰头为胰右端膨大的部分,位于第 2 腰椎体的右前方,其上、下方和右侧被十二指肠包绕。在胰头的下部有一向左后方的钩突,将肝门静脉起始部和肠系膜上动、静脉夹在胰头、胰颈与钩突之间。

胰颈是位于胰头与胰体之间的狭窄扁薄部分。其前上方邻接胃幽门,后面有肠系膜上静脉通过,并与脾静脉汇合成肝门静脉。

胰体位于胰颈与胰尾之间,占胰的大部分,略呈三棱柱形。胰体横位于第 1 腰椎体前方,故向前凸起。

胰尾较细,行向左上方至左季肋区,在脾门下方与脾的脏面相接触。

二、消化系统的功能

消化系统的功能是消化食物,吸收养料、水分和无机盐并排出残渣(粪便),包括物理性消化和化学性消化。物理性消化是指消化管对食物的机械作用,包括咀嚼、吞咽和各种形式的蠕动运动以磨碎食物,使消化液充分与食物混合,并推动食团或食糜下移等。化学性消化是指消化腺分泌的消化液对食物进行化学分解,如把蛋白质分解为氨基酸,淀粉分解为葡萄糖,脂肪分解为脂肪酸和甘油,这些分解后的营养物质被小肠(主要是空肠)吸收,进入血液和淋巴。通常这两种消化方式同时进行,相互配合。不能被消化和吸收的食物残渣,最终形成粪便,通过大肠排出体外。

(一)食管的消化功能

食管有两大功能,即食团从口腔转运至胃和控制胃-食管反流。

食团吞咽后由咽腔进入食管上端,食管肌肉即发生波形蠕动,使食团沿食管下行至胃。食管的蠕动波长 2～4 cm,其速度为每秒 2～5 cm。所以成年人自吞咽开始至蠕动波到达食管末端约需 9 秒。

食管上括约肌是食团进入食管的第一个关口,它有两个功能:一是防止吸气时空气进入食管,并使呼吸的无效腔减至最小程度;二是防止食物反流入咽腔,以免误入气管。食管下括约肌(low esophageal sphincter,LES)处的内压较胃内压高,可防止胃内容物反流入食管。

(二)胃的消化功能

胃是消化道中最膨大的部分,具有暂时贮存食物的功能。食物在胃内完成胃液的化学性消化及胃壁肌肉运动的机械性消化。

1.胃的分泌

胃黏膜是一个复杂的分泌器官,含有3种管状的外分泌腺和多种内分泌细胞。贲门腺为黏液腺,分泌黏液;幽门腺分泌碱性黏液;泌酸腺由壁细胞、主细胞和黏液颈细胞组成,分别分泌盐酸、胃蛋白酶原和黏液。胃液为酸性液体,主要含有盐酸,H^+的分泌依靠壁细胞顶膜上的质子泵实现。选择性干扰胃壁细胞的H^+/K^+-ATP酶的药物已被用来有效地抑制胃酸分泌,成为一代新型的抗溃疡药物。

2.胃液分泌的调节

胃液分泌受许多因素的影响,其中有的起兴奋性作用,有的则起抑制性作用。进食是胃液分泌的自然刺激物,它通过神经和体液因素调节胃液的分泌。

(1)刺激胃酸分泌的内源性物质、乙酰胆碱、胃泌素、组胺。

(2)消化期的胃液分泌:进食后胃液分泌的机制,一般按接受食物刺激的部位,分成3个时期来分析,即头期、胃期和肠期。但必须注意,3个时期的划分是人为的,实际上3个时期几乎是同时开始、相互重叠的。①头期胃液分泌:头期的胃液分泌是由进食动作引起的,因其传入冲动均来自头部感受器(眼、耳、口腔、咽、食管等),故称为头期。头期胃液分泌的量和酸度都很高,而胃蛋白酶的含量尤其高。资料表明,头期胃液分泌的大小与食欲有很大的关系。②胃期胃液分泌:食物入胃后,对胃产生机械性刺激和化学性刺激,继续引起胃液分泌,其主要途径为:扩张刺激胃底、胃体部的感受器,通过迷走神经长反射和壁内神经丛的短反射,引起胃腺分泌;扩张刺激胃幽门部,通过壁内神经丛,作用于G细胞,引起胃泌素的释放;食物的化学成分直接作用于G细胞,引起胃泌素的释放。此期胃酸分泌的胃液酸度也很高,但胃蛋白酶含量却比头期分泌的胃液少。③肠期胃液分泌:将食糜提取液、蛋白胨液由瘘管直接注入十二指肠内,也可引起胃液分泌的轻度增加,说明当食物离开胃进入小肠后,还有继续刺激胃液分泌的作用。机械扩张游离的空肠襻,胃液分泌也增加。肠期胃液分泌的量不大,约占进食后胃液分泌总量的1/10,这可能与食物在小肠内同时还产生许多对胃液起抑制性作用的调节有关。

胃液分泌的抑制性因素:正常消化期的胃液分泌还受到各种抑制性因素的调节,实际表现的胃液分泌正是兴奋和抑制性因素共同作用的结果。在消化期间内,抑制胃液分泌的因素除精神、情绪因素外,主要有盐酸、脂肪和高张溶液3种。

(三)小肠的功能

小肠内消化是消化过程中最重要的阶段。在小肠内,食糜受到胰液、胆汁和小肠液的化学性消化及小肠运动的机械性消化。食物通过小肠后,消化过程基本完成,许多营养物质也在这一部位吸收,未被消化的食物残渣则从小肠进入大肠。食物在小肠内存留时间与食物的性质有关,一般为3~8小时。

小肠有三大功能,即消化吸收、分泌及运动功能,其中以消化吸收和分泌功能为主。

1.小肠的消化吸收功能

在消化系统中,小肠是吸收的主要部位。食物在口腔和食管内不被吸收。人的小肠长5~7 m,它的黏膜具有环状皱褶,并拥有大量指状突起的绒毛,因而使吸收面增大30倍,达10 m²;食物在小肠内已被消化,适于吸收;食物在小肠内停留的时间也相当长。这些都是对于小肠吸收非常有利的条件。

2.小肠的分泌功能

小肠的另一主要功能为分泌功能。小肠内有两种腺体:十二指肠腺和肠腺。十二指肠腺是分布在十二指肠范围内的一种分支管泡状腺,位于黏膜下层内。其分泌碱性液体,内含黏蛋白,主要功能是保护十二指肠上皮不被胃酸侵蚀。肠腺分布于全部小肠的黏膜层内,肠腺的分泌液构成了小肠液的主要成分。

3.小肠的运动功能

小肠的运动功能是靠肠壁的两层平滑肌完成的。肠壁的外层是纵行肌,内层是环行肌。

(1)小肠的运动形式:小肠的运动形式包括紧张性收缩、分节运动和蠕动3种。

(2)小肠运动的调节分为以下3点。①内在神经丛的作用:分布于纵行肌和环行肌之间的肌间神经丛对小肠运动起主要调节作用。当机械和化学刺激作用于肠壁感受器时,通过局部反射可引起平滑肌的蠕动运动。切断小肠的外来神经,小肠的蠕动仍可进行。②外来神经的作用:一般来说,副交感神经的兴奋能加强小肠运动,而交感神经兴奋则产生抑制作用。但上述效果还因肠肌当时的状态而定。如肠肌的紧张性高,则无论副交感或交感神经兴奋,都使之抑制;相反,如肠肌的紧张性低,则这两种神经兴奋都有增强其活动的作用。③体液因素的作用:小肠壁内的神经丛和平滑肌对各种化学物质具有广泛的敏感性。除两种重要的神经递质乙酰胆碱和去甲肾上腺素外,还有一些肽类激素和胺,如P物质、脑啡肽和5-羟色胺,都有兴奋肠运动的作用。

小肠内容物向大肠的排放,除与回盲括约肌的活动有关外,还与食糜的流动性和回肠与结肠内的压力差有关:食糜越稀薄,通过回盲瓣也越容易;小肠腔内压力升高,也可迫使食糜通过括约肌。

(四)大肠的消化功能

人类大肠内没有重要的消化活动,大肠的主要生理功能:吸收水和电解质,参与机体对水、电解质平衡的调节;完成对食物残渣的加工,形成并贮存粪便;吸收由结肠内微生物产生的B族维生素和维生素K。此外,大肠壁尚有内分泌细胞,产生数种激素,并具有较强的免疫功能,如大肠的免疫组织接受肠道抗原刺激后可产生局部的免疫应答,其抗体主要有分泌型IgA、分泌型IgM和分泌型IgG等。

(五)肝的消化功能

肝脏的主要功能是进行糖的分解、贮存糖原;参与蛋白质、脂肪、维生素、激素的代谢;解毒;分泌胆汁;吞噬、防御功能;制造凝血因子;调节血容量及水、电解质平衡;产生热量等。在胚胎时期,肝脏还有造血功能。

1.肝脏与糖代谢

肝脏是调节血糖浓度的重要器官,维持血糖浓度的恒定。餐后血糖浓度升高时,肝脏利用血糖合成糖原(肝糖原约占肝重的5%,占全身总量的20%)。过多的糖在肝脏转变为脂肪及加速磷酸戊糖循环等,从而降低血糖。相反,当血糖降低时,肝糖原分解及糖异生作用加强,生成葡萄糖送入血中,调节血糖浓度,使之不致过低。肝脏可将甘油、乳糖及生糖氨基酸等转化为葡萄糖或糖原,称为糖异生。严重肝病时,易出现空腹血糖降低,主要由于肝糖原贮存减少及糖异生作用障碍的缘故。

肝细胞中葡萄糖经磷酸戊糖通路,还为脂肪酸及胆固醇合成提供所必需的烟酰胺腺嘌呤二核苷酸磷酸,又称还原型辅酶Ⅱ。通过糖醛酸代谢生成葡萄糖醛酸转移酶-葡萄糖醛酸,参与肝脏生物转化作用。

2.肝脏与脂类代谢

脂肪与类脂(磷脂、糖脂、胆固醇和胆固醇脂等)总称为脂类。肝脏参与脂类的合成、贮存、转运和转化,故是脂类代谢的中心。肝脏是氧化分解脂肪酸的主要场所,也是人体内生成酮体的主要场所。

(1)肝脏在脂类代谢中具有合成脂肪酸的作用。乙酰辅酶 A 羧化酶是合成脂肪的加速酶,这个酶体系需要乙酰辅酶 A、二氧化碳、还原型辅酶Ⅱ和生物素等参加。人类细胞质的脂肪酸合成酶系统是一个多酶复合体。肝脏不仅合成脂肪酸,同时又进行脂肪酸的氧化。

(2)肝脏在胆固醇代谢中有以下几方面的影响。①合成内源性胆固醇,并使其酯化;②分解和排泄胆固醇;③将胆固醇转化为胆汁酸;④调节血液的胆固醇浓度。

肝脏是体内合成胆固醇的主要脏器,肝脏平均每天合成胆固醇 1.0～1.5 g,胆固醇的去路包括:在肝内降解,形成胆汁酸;在肝内还原成为双氢胆固醇,可透过肠壁或随胆汁而排泄;胆固醇未经转化即从胆汁排出,一部分被小肠重吸收,另一部分受肠菌作用还原成类固醇,从粪便排出。

3.肝脏与蛋白质代谢

肝脏是血浆蛋白的主要来源,肝细胞在微粒体上合成血浆蛋白,与粗面内质网结合并分泌进入血浆。肝脏合成清蛋白的能力很强,成人肝脏每天约合成12 g清蛋白,占肝脏合成蛋白质总量的 1/4。清蛋白在肝内合成与其他分泌蛋白相似,首先以前身物形式合成,即前清蛋白原,经剪切信号肽后转变为清蛋白原。再进一步修饰加工,成为成熟的清蛋白。其相对分子质量为 69 000,由 550 个氨基酸残基组成。

肝脏在血浆蛋白质分解代谢中亦起重要作用。肝细胞表面有特异性受体可识别某些血浆蛋白质(如铜蓝蛋白、α_1-抗胰蛋白酶等),经胞饮作用吞入肝细胞,被溶酶体水解酶降解。而蛋白所含的氨基酸可在肝脏进行转氨基、脱氨基及脱羧基等反应,进一步分解。严重肝病时,血浆中支链氨基酸与芳香族氨基酸的比值下降。

在蛋白质代谢中,肝脏还具有一个极为重要的功能:将氨基酸代谢产生的有毒的氨通过鸟氨酸循环的特殊酶系合成尿素以解毒。鸟氨酸循环不仅解除氨的毒性,而且由于尿素合成中消耗了产生呼吸性 H^+ 的 CO_2,故在维持机体酸碱平衡中具有重要作用。

肝脏也是胺类物质解毒的重要器官,肠道细菌作用于氨基酸产生的芳香胺类等有毒物质被吸收入血,主要在肝细胞中进行转化以减少其毒性。当肝功能不全或门体侧支循环形成时,这些芳香胺可不经处理进入神经组织,进行 β-羟化生成苯乙醇胺和 β-羟酪胺。它们的结构类似于儿茶酚胺类神经递质,并能抑制后者的功能,属于"假神经递质",与肝性脑病的发生有一定关系。

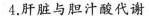

4.肝脏与胆汁酸代谢

胆汁酸是胆汁内重要的组成之一,主要在肝脏合成。在肝内胆固醇经一系列羟化合成初级胆汁酸,包括胆酸和鹅脱氧胆酸。初级胆汁酸在肝内与甘氨酸或牛磺酸结合成胆盐,在肠道内经细菌作用形成二级胆汁酸的脱氧胆酸;在回肠末端重吸收入肝脏,在肝内形成三级胆汁酸的熊脱氧胆酸。

5.肝脏与胆红素代谢

胆红素是一种四吡咯色素,是血红蛋白的终末产物,这些游离胆红素是非极性、脂溶性的,不能溶在尿中,在血浆中以清蛋白为载体输送入肝。在肝细胞内,游离胆红素与谷胱甘肽 S-转移酶结合,转换为胆红素葡萄糖醛酸酯,即结合型胆红素,是极性、水溶性的。这一过程由葡萄糖醛酸转移酶催化,苯巴比妥可以诱导这一过程。结合胆红素由肝细胞向毛细胆管排泄。胆汁中的结合胆红素不能由小肠吸收,在结肠中由细菌的葡萄糖醛酸酶将其水解为游离型,而后还原为粪(尿)胆原,由粪(尿)排出。少量非极性的尿胆原和游离胆红素由小肠吸收,可进入肝脏再循环,称为胆红素的肠肝循环。

胎儿的葡萄糖醛酸转移酶活性较低,仅为成人的 1‰,出生后迅速增长,14 周后达到成人水平。

(六)胰腺的功能

胰腺是人体的第二大腺,由外分泌部和内分泌部两部分组成。外分泌部由腺泡和导管构成,腺泡由锥体形的腺细胞围成。腺细胞分泌胰液,胰液内含多种消化酶,经各级导管流入胰管。内分泌部是指散在于外分泌部之间的细胞团,称为胰岛,它分泌胰岛素,直接进入血液和淋巴,主要参与糖代谢的调节。

1.胰液的成分

胰液是无色无嗅的碱性液体,其中含有无机物和有机物。在无机成分中,碳酸氢盐的含量很高,它是由胰腺内小的导管细胞分泌的。除 HCO_3^- 外,占第二位的主要负离子是 Cl^-。Cl^- 的浓度随 HCO_3^- 的浓度变化而变化,当 HCO_3^- 浓度升高时,Cl^- 的浓度下降。胰液中的正离子有 Na^+、K^+、Ca^{2+} 等,它们在胰液中的浓度与血浆中的浓度非常接近,不依赖于分泌的速度。

胰液中的有机物主要是蛋白质,含量为 0.7‰~10‰,多数为酶蛋白和前酶,其余为血浆蛋白质、胰蛋白酶抑制物和黏蛋白。蛋白质含量随分泌的速度不同而有所不同。胰液中的蛋白质主要由多种消化酶组成,它们是由腺泡细胞分泌的。胰液中的消化酶主要有胰淀粉酶、胰脂肪酶、胰蛋白酶和糜蛋白酶。

正常胰液中还含有羧基肽酶、核糖核酸酶、脱氧核糖核酸酶等水解酶。羧基肽酶可作用于多肽末端的肽键,释放出具有自由羧基的氨基酸,后两种酶则可使相应的核酸部分地水解为单核苷酸。

2.胰液分泌的调节

在非消化期,胰液几乎是不分泌或很少分泌的。进食开始后,胰液分泌即开始。所以食物是兴奋胰腺的自然因素。进食时胰液受神经和体液双重控制,但以体液调节为主。

(1)神经调节:胰腺受副交感神经和交感神经系统支配。副交感神经纤维直接从迷走神经到达胰腺,也间接地经腹腔神经节、内脏神经,可能还经十二指肠壁内的神经丛到达胰腺。节后胆碱能神经元在消化期的头相、胃相和肠相,调节胰酶和碳酸氢盐的分泌。胰腺的肾上腺素能神经支配主要经由内脏神经到达胰腺,多数神经纤维分布于血管,少数可至腺泡和胰管。

迷走神经兴奋引起胰液分泌,特点是水分和碳酸氢盐含量很少,而酶的含量却很丰富。

内脏神经对胰液分泌的影响不明显。内脏神经中的胆碱能纤维可增加胰液分泌,但其肾上腺素能纤维则因使胰腺血管收缩,对胰液分泌产生抑制作用。

(2)体液调节:调节胰液分泌的体液因素主要有促胰液素和缩胆囊素。①促胰液素是最强有力的胰液和碳酸氢盐分泌的刺激物。其主要作用于胰腺小导管的上皮细胞,使其分泌大量的水分和碳酸氢盐,因而使胰液的分泌量大为增加,胰酶的含量却很低。②缩胆囊素,是小肠黏膜中Ⅰ细胞释放的一种肽类激素。引起缩胆囊素释放的因素(由强至弱)为蛋白质分解产物、脂酸钠、盐酸、脂肪。糖类没有引起缩胆囊素释放的作用。

缩胆囊素的一个重要作用是促进胰液中各种酶的分泌,因而也称促胰酶素;它的另一重要作用是促进胆囊强烈收缩,排出胆汁。另外,缩胆囊素对胰腺组织还有营养作用,它促进胰组织蛋白质和核糖核酸的合成。

促胰液素和缩胆囊素之间具有协同作用,即一种激素可加强另一种激素的作用。此外,迷走神经对促胰液素的作用也有加强作用,例如阻断迷走神经后,促胰液素引起的胰液分泌量将大大减少。激素之间,以及激素与神经之间的相互加强作用,对进餐时胰液的大量分泌具有重要意义。

第二节　消化系统疾病常见的临床表现与分类

一、腹痛

腹痛是指由于各种原因引起的腹腔内外脏器的病变,而表现为腹部的疼痛。

(一)病因及分类

腹痛一般有 3 种,即内脏性腹痛、躯体性腹痛和感应性腹痛。

1.内脏性腹痛

内脏性腹痛是由于分布于空腔或实质脏器的自主神经受到牵张所致。内脏的感觉通过自主神经传导,自主神经又称内脏神经,由交感神经、副交感神经组成,均分别有传入和传出纤维。腹腔的内脏感觉,由传入神经先传入交感神经节,再通过白交通支,到达后神经根,传入脊髓;传出神经则将中枢神经发出的冲动传递到内脏的平滑肌及腺体。一般认为,交感神经含有痛觉纤维,副交感神经含有牵拉、膨胀等感觉纤维。内脏性腹痛的特点是痛觉深而不精确,定位性差,疼痛呈钝性或剧烈绞痛,不伴有皮肤痛觉过敏或腹肌痉挛。临床上多见于内脏动力功能异常,如胃肠道、胆道梗阻或痉挛,消化性溃疡,阑尾炎,胆囊炎等。

2.躯体性腹痛

躯体性腹痛是由于分布于壁腹膜的疼痛神经纤维受到化学或细菌刺激所致,通过脊神经传导的疼痛。腹部皮肤、肌层和腹膜壁层由脊神经支配,神经纤维延伸到肠系膜根部和膈肌,当上述部位受到病变刺激后,传入神经将冲动向中枢神经传递,引起疼痛分布在相应的脊髓神经所属皮区。疼痛特点是定位准确,与病变内脏所在部位相符合,疼痛程度剧烈而持续,常伴有明确固定的压痛和腹肌反射性痉挛,甚至强直。临床上常见于胃肠道穿孔、化脓性胆囊炎或弥漫性腹膜炎等。

3.感应性腹痛

当内脏痛觉纤维受到强烈刺激时,可使内脏神经向心传导的兴奋影响相应节段的脊髓神经反映在该神经所管的皮区,因而体表产生疼痛即是感应性腹痛,又叫放射痛或牵涉痛。人不同内脏传入神经与脊髓节段的关系是由大脑大致确定,如体表感应性腹痛的特点是痛觉较尖锐、定位明显,相应体表皮肤痛觉过敏和有关脊髓节段的腹肌紧张。内脏病变引起感应性腹痛可放射至远处体表,如胆石症、胆囊炎。除右上腹痛外,还可出现右肩背部及右上臂疼痛。十二指肠韧带的向心纤维经右膈神经上行进入 3～5 颈神经所支配的右颈皮肤区及臂丛神经所属肩背、右上臂部皮肤区产生放射痛;食管病变可由胸骨后向左锁骨上窝、左腋窝放射痛;胃病变痛在心窝及两侧腹部及背部有放射痛;胰腺病变痛放射到腰背部。

以上 3 种腹痛不是孤立的。内脏早期功能紊乱,常先为单纯性内脏痛,随病情发展继而出现感应性和躯体性腹痛。

腹痛根据急慢性程度可分为急性与慢性两类。腹痛的病因极为复杂,包括炎症、肿瘤、出血、梗阻、穿孔、创伤及功能障碍等。常见腹痛的病因见表 1-1。

表 1-1　腹痛的类别及其病因

类别	病因	类别	病因
急性腹痛	腹膜急性炎症	慢性腹痛	腹膜慢性炎症
	腹腔器官急性炎症		腹腔器官慢性炎症
	腹腔器官梗阻或扩张		腹腔器官慢性梗阻或扩张
	腹部脏器的穿孔或破裂		腹膜或脏器包膜的牵张
	腹部脏器血管病变		化学性刺激
	胸部病变、脊柱病变		肿瘤的压迫或浸润
	中毒和新陈代谢紊乱		慢性中毒与代谢障碍
	变态反应及结缔组织病		先天性病变
	急性溶血		内脏血供异常
	神经源性疾病		胃肠道功能紊乱

(二)病史采集

1.一般资料

首先了解患者的年龄、性别和职业,婴幼儿要注意有无先天性肠道异常、胆道蛔虫、肠套叠和肠系膜淋巴结炎症;青年患者应多考虑消化性溃疡、胃肠炎、胰腺炎、阑尾炎等;老年患者应多考虑胆囊炎、胆石症、血管病变的并发症和恶性肿瘤。还要注意有无长期的毒物接触史,要考虑到中毒性腹痛。

2.现病史的采集

(1)腹痛的诱因及起病方式:起病急并伴有休克,常提示有严重的腹膜炎或腹腔内出血或肠系膜上动脉栓塞等;近期有腹部外伤者应考虑器官破裂及其并发症;腹痛前有饮酒或进食油腻食物可诱发急性胰腺炎或胆道疾病;饮食不洁可导致急性胃肠炎;老年人的急性腹痛可由肠系膜动脉栓塞引起。

(2)腹痛的部位、性质和节律:应了解腹痛是局限性还是广泛性,腹痛的具体部位,最痛的部位及最初疼痛的部位。腹痛的性质有助于疾病的诊断。隐痛与钝痛提示深部的内脏痛;腹膜炎的疼痛为持续性;空腔脏器的梗阻往往表现为阵发性绞痛,疼痛逐渐加剧,迅速达到高峰时,持续一段时间而缓解;阵发性、钻顶样疼痛是胆道蛔虫、胰管蛔虫的特征;消化性溃疡穿孔多为烧灼性或刀割样的持续性锐痛,可迅速扩散至全腹。

(3)腹痛的程度:腹痛程度在一定意义上反映了病情的轻重,通常腹膜炎、腹腔脏器梗阻、绞窄、缺血等病变引起的腹痛较剧烈。但有时腹痛程度和病变严重程度不尽相同,如急性阑尾炎腹痛突然缓解,可能是发生穿孔的信号。应用过镇痛药物、反应差的患者和老年人,虽然病变较重,腹痛表现却不重。

(4)腹痛的放射:内脏病变所表现的放射痛常有一定的规律性,从放射的位置可联系腹痛部位,可以推断受病变侵袭的器官。如右肩部放射痛而腹痛位于右上腹者,常为胆囊炎、胆石症。

(5)腹痛与进食的关系:十二指肠溃疡的疼痛常为饥饿时痛或夜间痛,进食或服用碱性药物可缓解;胃溃疡则在进食半小时左右出现疼痛,至下次进食前缓解。

(6)伴随症状:腹痛伴腹泻,应考虑急性胃肠炎或急性细菌性痢疾;慢性腹痛伴腹泻,应考虑肠道的慢性炎症,也可见于慢性肝病和胰腺疾病;腹痛伴有血便,要考虑肠系膜血管疾病;慢性腹痛伴呕吐,应考虑胃肠道梗阻性病变;腹痛伴血尿,应考虑泌尿系统疾病。

3.既往史

过去的病史有可能利于腹痛的诊断。胆绞痛、肾绞痛既往有类似的发作史;有房颤史的患者需警惕肠系膜动脉栓塞;有糖尿病病史者可并发代谢性酸中毒而引起急性腹痛;有过敏史者需考虑腹部变态反应性腹痛。

4.月经史

对于女性患者要了解末次月经日期,既往月经是否规律,有无停经史及停经后有无再出血,以及出血量与月经量是否相同等,以排除异位妊娠破裂的可能。

(三)体格检查

体格检查要注意全身情况,但重点应放在腹部。

1.一般情况

观察患者的神志、呼吸、脉搏、血压、体温、体位、痛苦程度、皮肤色泽和弹性及有无贫血、黄疸等,在一定程度上可反映患者病变的轻重。

2.腹部检查

腹部检查依照视诊、听诊、叩诊及触诊的顺序进行。首先观察腹部的外形是否对称、有无隆起、胃肠型、蠕动波及呼吸运动等。听诊时肠鸣音减弱或消失要警惕麻痹性肠梗阻。当有压痛、反跳痛及肌紧张的腹膜刺激征时,叩诊肝浊音界消失和移动性浊音阳性,提示胃肠道穿孔。触诊由浅入深、由轻至重地进行,要注意肿块、压痛、反跳痛及肌紧张等情况。直肠指诊发现右侧陷窝压痛或包块,可能为阑尾炎或盆腔炎。直肠指诊后要注意指套上有无血迹和黏液。

(四)辅助检查

辅助检查包括实验室检查、心电图检查、影像学检查、内镜检查等项目。

1.实验室检查

(1)血常规、尿常规、大便常规检查:三大常规检查是例行的检查。血白细胞计数及中性粒细胞计数增多时多提示存在炎症,嗜酸性粒细胞计数增多应考虑寄生虫感染;尿常规检查发现脓尿和蛋白尿提示泌尿系统感染;大便常规发现脓血便提示肠道感染;隐血阳性要注意消化性溃疡或胃肠道肿瘤。

(2)血生化检查:肝、肾功能和电解质检查对疾病鉴别及诊断有帮助。血清淀粉酶、脂肪酶检测对急性胰腺炎诊断有帮助;血糖、血气分析或血二氧化碳结合力检查对判定有无糖尿病酮症酸中毒诊断有帮助。

(3)肿瘤标志物检查:怀疑原发性肝癌可查甲胎蛋白(alpha-fetoprotein,AFP),怀疑胃肠道肿瘤可查癌胚抗原(carcino embryonic antigen,CEA)等。

2.心电图检查

心电图检查有助于鉴别心绞痛、心肌梗死引起的腹痛。

3.影像学检查

腹部X线、超声、CT、磁共振成像(magnetic resonance imaging,MRI)等,都可用于腹痛的诊断。腹部平片可以观察腹部脏器的形态、体积和位置,可以观察肠腔积气和液平面,提示肠梗阻。溃疡穿孔时,腹部平片可见膈下游离气体。选择性腹腔动脉造影或肠系膜上动脉造影对血管疾病诊断有意义。超声检查安全、简便、无创伤、无痛苦,易被患者接受,可对器官的位置、形态、大小及运动进行观察,可对实质脏器的占位性病变做到早期发现。CT、MRI可以发现肝胆肿瘤、腹膜后肿瘤、椎间盘突出等,可以弥补超声在空腔脏器穿透力不足、易受其他条件干扰等方面的缺点。

4.内镜检查

消化道内镜检查提高了胃肠道炎症、溃疡或肿瘤的诊断阳性率。另外,内镜逆行胰胆管造影有利于对胰腺及胆道疾病的诊断,必要时还可进行腹腔镜检查。

二、反酸

反酸是指胃内容物经食管反流达口咽部,口腔感觉到出现酸性物质,称为反酸。

(一)反酸的病因及发生机制

引起反酸的病因包括胃食管反流疾病、功能性消化不良、贲门失迟缓症、弥漫性食管痉挛、食管括约肌高压、胃排空障碍、食管动力性疾病、胃轻瘫症、肠易激综合征和进行性食管机械性梗阻等。反酸的常见发生机制及病因见表1-2。

表 1-2　引起反酸的机制及原因

发生机制	原因
下食管括约肌功能不全	下食管括约肌通常呈关闭状态,是防止胃-食管反流的重要屏障
	当下食管括约肌功能不全时,腹腔压力突然升高,胃内容物即反流入食管下端
胃排空功能降低	胃排空能力降低,导致含有消化液特别是胃酸的食物在胃内潴留,导致反酸
食管动力减低或障碍	食管具有通过蠕动清除酸性物质的功能,食管运动减低或障碍导致清除酸性物质的能力降低

(二)辅助检查

反酸常用的辅助检查包括内镜或十二指肠镜检查,食管测压及 24 小时 pH 监测。另外,需要心电图检查排除心脏疾病。

三、吞咽困难

吞咽困难是指吞咽费力,食物从咽至贲门、胃运送过程中受阻而产生咽部、胸骨后或食管部位的梗阻停滞感觉,吞咽时间过长,伴有或不伴有咽部或胸骨后疼痛,严重时甚至不能咽下食物。

吞咽困难可分为机械性与运动性两类。一般由咽、食管或贲门的功能性或器质性梗阻引起。机械性吞咽困难是指吞咽食物通过的食管管腔狭窄或食团体积过大引起的吞咽困难。正常食管壁具有弹性,管腔直径扩张时可超过 4 cm。由于各种原因使食管管腔直径<2.5 cm 时,则可能出现吞咽困难,而<1.3 cm 时则肯定发生吞咽困难。食管炎症、肿瘤等病变,由于造成食管管腔狭窄,可引起吞咽困难;颈骨关节病、咽后壁脓肿与包块、甲状腺极度肿大、纵隔肿物等外部的肿块压迫食管,也可以导致吞咽困难。运动性吞咽困难是指各种原因引起的吞咽运动和吞咽反射运动的障碍,以致食管不能正常蠕动将食物从口腔顺利地运送到胃。如吞咽性神经抑制失常引起的食管贲门失弛缓症;食管平滑肌蠕动失常所致蠕动减弱、原发性或继发性食管痉挛的吞咽困难;其他还有口腔病变、口咽麻醉、涎液缺乏、舌肌瘫痪、延髓麻痹、重症肌无力、肉毒中毒、士的宁或马钱子碱中

毒、有机磷中毒、多发性肌炎、皮肌炎、强直性肌营养不良、狂犬病和破伤风等。由此可知,不单食管本身的病变可以导致吞咽困难,其他全身疾病、中毒、肌肉疾病和传染病等也可以引起吞咽困难。

(一)症状和体征

1.吞咽困难的主要症状

吞咽困难的主要症状是吞咽困难或障碍。另外还要注意以下几点。

(1)发生部位:如患者能明确指出吞咽困难在胸部的梗阻部位,提示病变一般在该处。

(2)吞咽食物类型:如仅对固体食物有吞咽困难,食团可借助喝水通过,提示腔内有不严重的梗阻。

(3)病程和发生时间:长期的还是急性的,经常性的还是间歇的。急性暂时性的可能为炎症引起的,慢性进行性的要怀疑有无食管肿瘤。

(4)吞咽困难发生体位:与体位有关的吞咽困难可能为功能性的。

2.吞咽困难的伴随症状

常见吞咽困难伴随症状及可能提示的疾病见表1-3。

表1-3 吞咽困难伴随症状及可能提示的疾病

伴随症状	提示疾病
呃逆	食管下端病变如贲门癌、贲门失弛缓症、膈疝等
呕血	见于食管癌、肉芽肿性病变、反流性食管炎或溃疡等
吞咽疼痛	多见于口咽部炎症或溃疡、食管炎症或溃疡、贲门失弛缓症等
单侧性喘鸣音	常提示有纵隔肿瘤压迫食管或压迫一侧主支气管可能

3.吞咽困难的体征

(1)咽部:扁桃体有无肿大、发红、化脓,咽后壁有无肿胀等。

(2)颈部:有无甲状腺肿大,有无异常包块,局部有无炎症、压痛,脊柱有无异常,活动是否受限。

(3)胸部:纵隔有无增宽,心界是否扩大等。

(4)神经系统:有无延髓性麻痹,有无肌张力减退或增强等。

(二)辅助检查

1.饮水试验

患者取坐位,将听诊器放置于患者剑突与左肋弓之间,嘱饮水一口,正常人在 8 秒后可听到喷射性杂音,如有食管梗阻或运动障碍,则听不到声音或延迟出现,梗阻严重者甚至可将水呕出。此方法简单易行,可作为初步鉴别食管有无梗阻的方法。

2.食管滴酸试验

食管滴酸试验对诊断食管炎或食管溃疡有重要帮助。患者取坐位,导入鼻胃管固定于距外鼻孔 30 cm 处,先滴注生理盐水,每分钟 10~12 mL,15 分钟后,再以同样速度滴注 0.1 mol/L 盐酸,食管炎或溃疡患者一般在 15 分钟内出现胸骨后烧灼样疼痛或不适,再换用生理盐水滴注,疼痛逐渐缓解。

3.食管 24 小时 pH 监测

食管行 24 小时 pH 监测对诊断酸性或碱性反流有重要帮助。

4.X 线检查

X 线胸部平片可了解纵隔有无占位性病变压迫食管及食管有无异物等;食管 X 线钡餐检查可观察钡剂有无滞留,以判断病变为梗阻性或肌蠕动失常性。必要时采用气钡双重造影了解食管黏膜皱襞改变。内镜及活组织检查可直接观察到食管病变,如食管黏膜充血、水肿、糜烂、溃疡或息肉、肿瘤等;可观察食管有无狭窄或局限性扩张、有无贲门失弛缓等。胃镜下行活组织病理检查,对鉴别食管溃疡、良性肿瘤与食管癌有重要意义。

5.消化道内镜检查

消化道内镜检查可以观察到病变的部位、性质,结合活体组织检查对诊断食管疾病很有价值。

四、恶心、呕吐

恶心、呕吐是临床上最常见的症状之一。恶心是一种特殊的主观感觉,表现为胃部不适和胀满感,可伴有迷走神经兴奋的症状,如皮肤苍白、出汗、血压降低等,常为呕吐的前奏,多伴有流涎与反复的吞咽动作。呕吐是一种胃的反射性强力收缩,通过胃、食管、口腔、膈肌和腹肌等部位的协同作用,能迫使胃内容物由胃、食管经口腔急速排出体外。

(一)常见病因

恶心、呕吐可由多种不同的疾病和病理生理机制引起,两者可能或不相互伴随。恶心、呕吐的常见病因见表 1-4。

表 1-4　恶心、呕吐常见病因

呕吐类别	涉及系统或药物	常见疾病
中枢性呕吐	中枢神经系统疾病	脑膜炎、脑炎、肿瘤、脑血管病等
	精神性呕吐	神经症、癔症
	药物及化学毒物	洋地黄、抗生素、抗肿瘤药、一氧化碳、有机磷农药
	全身性疾病	病原微生物感染、内分泌代谢紊乱、代谢性酸中毒、稀释性低钠血症
反射性呕吐	消化系统疾病	咽刺激、食管疾病如食管炎及食管憩室等、胃及十二指肠疾病如溃疡和炎症等、肠道疾病如肠梗阻和炎症等
	心血管系统	心肌梗死、心力衰竭
	泌尿生殖系统	输尿管结石、泌尿系统感染、急性盆腔炎、异位妊娠破裂、卵巢肿瘤蒂扭转、急性输卵管炎
	迷路病变	迷路炎、梅尼埃病

(二)主要症状及体征

1.呕吐的伴随症状

呕吐伴发热者须注意急性感染性疾病;呕吐伴有不洁饮食或同食者集体发病者,应考虑食物或药物中毒;呕吐伴胸痛,常见于急性心肌梗死或急性肺梗死等;呕吐伴有腹痛者,常见于腹腔脏器炎症、梗阻和破裂;腹痛于呕吐后暂时缓解者,提示消化性溃疡、急性胃炎及胃肠道梗阻性疾病;呕吐后腹痛不能缓解者,常见于胆道疾病、泌尿系统疾病、急性胰腺炎等;呕吐伴头痛,除考虑颅内高压的疾病外,还应考虑偏头痛、鼻炎、青光眼及屈光不正等疾病;呕吐伴眩晕,应考虑前庭、迷路疾病,基底椎动脉供血不足,小脑后下动脉供血不足及某些药物(如氨基糖苷类抗生素等)引起的脑神经损伤。

2.呕吐的方式和特征

喷射性呕吐多见于颅内炎症、水肿出血、占位性病变、脑膜炎症粘连等所致颅内压增高,通常不伴有恶心。此外,青光眼和第Ⅷ对脑神经病变也可出现喷射性呕吐。呕吐不费力,餐后即发生,呕吐物量少,见于精神性呕吐。应注意呕吐物的量、性状和气味等。呕吐物量大且含有腐烂食物,提示幽门梗阻伴胃潴留、胃轻瘫症及小肠上段梗阻等;呕吐物为咖啡样或血性见于上消化道出血,含有未完全消化的食物则提示食管性呕吐(贲门失弛缓症、食管憩室、食管癌等)或神经性呕吐;含有胆汁者,常见于频繁剧烈呕吐、十二指肠乳头以下的十二指肠或小肠梗阻、胆囊炎、胆石症及胃大部切除术后等,有时见于妊娠剧吐、晕动症;呕吐物有酸臭味者或胃内容物有粪臭味提示小肠低位梗阻、麻痹性肠梗阻、结肠梗阻而回盲瓣关闭不全或胃结肠瘘等。

3.呕吐和进食的关系

进食过程或进食后早期发生呕吐,常见于幽门管溃疡或精神性呕吐;进食后期或数餐后呕吐,见于幽门梗阻、肠梗阻、胃轻瘫症或肠系膜上动脉压迫导致十二指肠壅积;晨时呕吐多见于妊娠呕吐,有时亦见于尿毒症、慢性酒精中毒和颅内高压症等。

4.呕吐的体征

肠梗阻有腹部压痛,腹部可触及肿块或见肠型及蠕动波,早期肠鸣音比较亢进;胆囊炎、胆囊结石可有墨菲征阳性;阑尾炎可有右下腹压痛,波及腹膜时可有腹肌紧张,板状腹;消化性溃疡可有中上腹压痛;肾结石可有肾区叩痛。

(三)辅助检查

辅助检查主要包括与炎症、内分泌代谢,以及水、盐、电解质代谢紊乱等有关的实验室检查;可做超声、脑电图、胃镜、内镜逆行胰胆管造影(endoscopic retrograde cholangiopancreatography,ERCP)、超声内镜、CT、MRI 等特殊检查。

五、腹泻

腹泻是指排便次数明显超过平日习惯的频率,粪质稀薄,水分增加,每天排便量超过 200 g,或含未消化食物或脓血、黏液。腹泻常伴有排便急迫感、肛门不适、失禁等症状。

(一)腹泻分类及病因

腹泻分急性和慢性两类。急性腹泻发病急剧,病程2～3周。慢性腹泻指病程在两个月以上或间歇期在2～4周的复发性腹泻。腹泻的病因见表1-5。

表 1-5　腹泻的病因

腹泻类别	涉及系统或药物	常见疾病
急性腹泻	肠道疾病	细菌感染、病毒感染、肿瘤、原虫感染、炎症性肠病、急性肠道缺血、放射性肠炎
	全身性疾病	甲状腺功能亢进、伤寒、副伤寒、变态反应性肠炎、败血症、尿毒症、过敏性紫癜、肾上腺功能减退
	急性中毒	植物类中毒、动物类中毒、药物中毒

续表

腹泻类别	涉及系统或药物	常见疾病
慢性腹泻	肠源性腹泻	慢性肠道细菌性感染、肠道寄生虫病、肠道真菌病、炎症性肠病、肠肿瘤
	胃源性腹泻	慢性萎缩性胃炎、胃癌、胃空肠吻合术后
	胰源性腹泻	慢性胰腺炎、胰腺广泛切除术后、肝胆疾病所致腹泻、肝硬化
	全身疾病	肾脏病、内分泌代谢疾病、风湿病、药物性、食物过敏性腹泻

按照腹泻的机制又可将腹泻分为渗透性腹泻、渗出性腹泻、分泌性腹泻、运动性腹泻和吸收不良性腹泻等类别。

1.渗透性腹泻

在正常人,食糜经过十二指肠进入空肠后,其分解产物被吸收或稀释,电解质已趋稳定,故空回肠内容物呈等渗状态,其渗透压主要由电解质构成。如果摄入的食物或药物是浓缩、高渗而又难消化和吸收的,则血浆和肠腔之间的渗透压增大,血浆中的水分很快透过肠黏膜进入肠腔,直到肠内容物被稀释成表面张力相等为止。肠腔存留的大量液体可刺激肠运动而致腹泻。

2.渗出性腹泻

肠黏膜炎症时渗出大量黏液、脓、血,可致腹泻。渗出性腹泻的病理生理是复杂的,因为炎症渗出物可增高肠内渗透压;如肠黏膜有大面积损伤,电解质、溶质和水的吸收可发生障碍;黏膜炎症可产生前列腺素,进而刺激分泌,增加肠的动力,引起腹泻。

3.分泌性腹泻

肠道分泌主要是黏膜隐窝细胞的功能,吸收则靠肠绒毛腔面上皮细胞的作用。当分泌量超过吸收能力时可致腹泻。刺激肠黏膜分泌的因子有细菌的肠毒素,如霍乱弧菌、大肠埃希菌、沙门菌等的毒素;神经体液因子,如血管活性肠肽、血清素、降钙素等;免疫炎症递质,如前列腺素、白三烯、血小板活化因子、肿瘤坏死因子、白介素等;去污剂,例如胆盐和长链脂肪酸,通过刺激阴离子分泌和增加黏膜上皮通透性而引起分泌性腹泻。各种通便药如蓖麻油、酚酞、双醋酚汀、芦荟、番泻叶等也属于此类。

4.运动性腹泻

许多药物、疾病和胃肠道手术可改变肠道的正常运动功能,促使肠蠕动加速,以致肠内容物过快通过肠腔,与黏膜接触时间过短,因而影响消化与吸收,发生腹泻。

5.吸收不良性腹泻

肠黏膜的吸收面积减少或吸收障碍所致,如小肠大部分切除术后、吸收不良综合征等。

(二)主要症状和体征

1.症状

腹泻不是一种独立的疾病,而是很多疾病的一个共同表现,它同时可伴有呕吐、发热、腹痛、腹胀、黏液便、血便等症状。伴有发热、腹痛、呕吐等常提示急性感染;伴大便带血、贫血、消瘦等需警惕肠癌;伴腹胀、食欲差等需警惕肝癌;伴水样便则需警惕霍乱弧菌感染。此外,腹泻还可引起脱水、营养不良,表现为皮肤干燥、眼球下陷、舌干燥、皮肤皱褶。

2.体征

要注意患者的一般情况,包括神志、精神状态,有无急性病容等;注意患者的体温、血压,有无直立性低血压;皮肤黏膜有无弹性下降、凹陷,有无出血点;腹部有无压痛、反跳痛,有无包块。

(三)辅助检查

1.常规化验检查

血常规和生化检查可了解有无贫血、白细胞计数增多和糖尿病及电解质和酸碱平衡情况。新鲜粪便检查是诊断急、慢性腹泻病因的最重要步骤,可发现出血、脓细胞、原虫、虫卵、脂肪瘤、未消化食物等。隐血试验可检出不显性出血。大便培养可发现致病微生物。鉴别分泌性腹泻和高渗性腹泻时,需要检查大便电解质和渗透性。

2.小肠吸收功能试验

(1)粪脂测定:粪涂片用苏丹Ⅲ染色在镜下观察脂肪滴是最简单的定性检查方法,粪脂含量在15%以上者多为阳性。脂肪平衡试验是用化学方法测定每天粪脂含量,结果最准确。碘-131-甘油三酯和碘-131-油酸吸收试验较简便,但准确性不及平衡试验。粪脂量超过正常时反映脂肪吸收不良,可因小肠黏膜病变、肠内细菌过度生长或胰外分泌不足等原因引起。

(2)D-木糖吸收试验:阳性者反映空肠疾病或小肠细菌过度生长引起的吸收不良。在仅有胰腺外分泌不足或仅累及回肠的疾病时,D-木糖试验正常。

(3)维生素 B_{12} 吸收试验:在回肠功能不良或切除过多、肠内细菌过度生长及恶性贫血时,维生素 B_{12} 尿排泄量低于正常。

（4）胰功能试验：功能异常时表明小肠吸收不良是由胰腺病引起的。

（5）呼气试验分为以下两种。①^{14}C-甘氨酸呼气试验：在回肠功能不良或切除过多肠内细菌过度生长时，肺呼出的$^{14}CO_2$和粪排出的$^{14}CO_2$明显增多。②氢呼气试验：在诊断乳糖或其他双糖吸收不良时，对小肠内细菌过度生长或小肠传递过速有价值。

3.X 线检查

X 线钡餐、钡灌肠检查和腹部平片可显示胃肠道病变、运动功能状态、胆石、胰腺或淋巴结钙化。选择性血管造影和 CT 对诊断消化系统肿瘤尤有价值。

4.内镜检查

直肠镜与乙状结肠镜和活组织检查的操作简便，对相应肠段的肿瘤有早期诊断价值。纤维结肠镜检查和活检可观察并诊断全结肠和末端回肠的病变。小肠镜的操作不易，可观察十二指肠和空肠近段病变并做活检。怀疑胆道和胰腺病变时，ERCP 有重要价值。

5.超声检查

超声检查为无创性和无放射性检查方法，应优先采用。

6.小肠黏膜活组织检查

小肠黏膜活组织检查对弥漫性小肠黏膜病变，如热带性口炎性腹泻、乳糜泻、惠普尔病、弥漫性小肠淋巴瘤（α-重链病）等，可经口手入小肠活检管吸取小肠黏膜做病理检查，以确定诊断。

六、便秘

便秘是指排便次数减少，7 天内排便次数少于 3 次，无规律性，粪质干硬，常伴有排便困难感。正常人排便习惯因人而异，由 2～3 天 1 次至每天 2～3 次，故不能以每天排便 1 次作为正常排便的标准。

（一）引起便秘的原因

便秘是多种病因引起的常见病症。便秘的病因见表 1-6。

便秘按病程长短可分为急性和慢性便秘；按有无器质性疾病分为器质性与功能性便秘；按粪块积留的部位可分为结肠性和直肠性便秘。结肠性便秘是指食物残渣在结肠中运行过于迟缓，而直肠性便秘是指粪便早已抵达直肠，但滞留过久而未被排出，故又称为排便困难。

表 1-6　便秘的病因

原因	病因
动力异常	特发性假性肠梗阻、憩室病的急性加重、皮肌炎、肌强直性营养不良、血管功能不全
代谢异常	低血钾、糖尿病酮症酸中毒、甲状腺功能减退、尿毒症等
炎症	肛裂、肛瘘、炎症性肠病
机械性梗阻	疝、肠扭转、肿瘤、直肠突出、粘连、粪便嵌塞等
饮食因素	进食少、进食纤维素少、对某些食物的特异体质性反应

(二)症状和体征

便秘的主要症状是大便干结,排便费劲。并且由于用力排便可引起肛门疼痛、肛裂,甚至诱发痔疮和乳头炎。有时粪块嵌塞于直肠内难以排出,但有少量水样粪质绕过粪块自肛门流出,形成假性腹泻。

患者可有头晕、头痛、腹胀、腹痛、恶心、食欲缺乏等症状。体检可在降结肠和乙状结肠部位触及粪块或痉挛的肠段。

(三)辅助检查

1.大便检查

直肠性便秘时排出的粪便多呈块状,痉挛性结肠便秘时粪便呈羊粪样。肠道有器质性病变时,粪便常伴有脓血和黏液,大便常规及潜血试验常有所发现。

2.肛门指诊检查

肛门指诊可发现直肠癌、痔疮、肛裂、炎症、狭窄、肛门括约肌痉挛或松弛等。

3.X 线检查

X 线检查可看到肠道的蠕动情况,有无蠕动缓慢或肠道的痉挛。另外还可看到肠道有无肿瘤、结核、巨结肠等器质性病变。

4.内镜检查

内镜检查可直接观察肠道黏膜是否有病变及病变性质,可取组织做病理学检查。

七、消瘦和食欲缺乏

休内脂肪与蛋白质减少,体重下降超过正常标准的 10% 时,称为消瘦。这里所指的消瘦一般都是短期内呈进行性的,有体重下降前后测的体重数值对照,有明显的衣服变宽松、腰带变松、鞋子变大,以及皮下脂肪减少、肌肉瘦弱、皮肤松弛、骨骼突出等。

(一)消瘦的常见病因

消瘦可能由多种因素引起,也可能是几种因素的共同作用,常见消瘦的原因及伴随疾病或症状见表 1-7。

表 1-7 消瘦的病因及伴随疾病或症状

病因		伴随疾病或症状
食物摄入不足	食物缺乏、偏食或喂养不当引起的消瘦	可见于小儿营养不良、佝偻病等
	进食或吞咽困难引起的消瘦	常见于口腔溃疡、下颌关节炎、骨髓炎及食管肿瘤等
	厌食或食欲减退引起的消瘦	常见于神经性厌食、慢性胃炎、肾上腺皮质功能减退、急慢性感染、尿毒症及恶性肿瘤等
食物消化、吸收、利用障碍	慢性胃肠病	常见于胃及十二指肠溃疡、慢性胃炎、胃肠道肿瘤、慢性结肠炎、慢性肠炎、肠结核及克罗恩病等
	慢性肝、胆、胰病	如慢性肝炎、肝硬化、肝癌、慢性胆道感染、慢性胰腺炎、胆囊和胰腺肿瘤等
	内分泌与代谢性疾病	常见于糖尿病等
	其他	久服泻剂或对胃肠有刺激的药物
食物需要增加或消耗过多		如生长、发育、妊娠、哺乳、过劳、甲亢、长期发热、恶性肿瘤、创伤及大手术后等

食欲缺乏是指对食物缺乏需求的欲望,严重的食欲缺乏称为厌食。食欲缺乏会直接影响到身体所需营养的摄入,长时间摄入不足,所需营养得不到及时补充,会出现体重减轻、身体虚弱、精神不振等。

(二)引起食欲缺乏的原因

1.神经精神因素

神经精神因素如神经性厌食,精神病患者的拒食。

2.消化系统疾病

消化系统疾病如胃部疾病中的急性胃炎、慢性胃炎、胃癌、胃溃疡;肠道疾病中的肠结核、肠伤寒、结肠癌、慢性痢疾;肝脏、胆道及胰腺中的急慢性胰腺炎、胰腺癌。

3.胃肠道外疾病

胃肠道外疾病如全身性疾病中的各种原因引起的发热、低血钠、低血氯、酸中毒、严重贫血、心脏疾病中的右心衰竭、内分泌系统疾病中的肾上腺皮质功能不全、甲状腺功能低下、垂体功能低下。

(三)辅助检查

1.实验室检查

血、尿、粪便常规检查,肝功能,尿素氮,血糖、血钾、钠、氯、二氧化碳结合力检查,血沉检查等。

2.特殊检查

X线、超声、CT、MRI、内镜检查。

八、腹水

腹腔内积聚过多的游离液体称为腹水。正常状态下,人体腹腔内有少量液体(一般少于 200 mL),腹水达 500 mL 时,可用肘膝位叩诊法证实;1 000 mL 以上的腹水可引起移动性浊音,大量腹水时两侧胁腹膨出如蛙腹,检查可有液波震颤;小量腹水则需经超声检查才能发现。

(一)腹水的分类及常见病因

腹水是多种疾病的表现,根据其性状特点通常分为漏出性、渗出性和血性三大类。常见病因见表 1-8。

(二)症状和体征

对腹水的体格检查除有移动性浊音外,常有原发病的体征。由心脏疾病引起的腹水查体时可见有发绀、周围水肿、颈静脉怒张、心脏扩大、心前区震颤、肝脾大、心律失常、心瓣膜杂音等体征。肝脏疾病常有面色晦暗或萎黄、无光泽,皮肤巩膜黄染,面部、颈部或胸部可有蜘蛛痣或有肝掌,腹壁静脉曲张,肝脾大等体征。肾脏疾病引起的腹水可有面色苍白、周围水肿等体征。面色潮红、发热、腹部压痛、腹壁有柔韧感可考虑结核性腹膜炎。患者有消瘦、恶病质、淋巴结肿大或腹部有肿块,多为恶性肿瘤。

表 1-8 腹水常见病因

分类	常见病因
漏出性腹水	肝源性、心源性、静脉阻塞性、肾源性营养缺乏性、乳糜性等
渗出性腹水	自发性细菌性腹膜炎,继发性腹膜炎(包括癌性腹水),结核性腹膜炎胰源性、胆汁性、乳糜性真菌性腹膜炎等
血性腹水	急性门静脉血栓形成、肝细胞癌结节破裂、急性亚大块肝坏死、肝外伤性破裂、肝动脉瘤破裂、宫外孕等

（三）辅助检查

实验室检查常为发现病因的重要手段。肝功能受损、低蛋白血症可提示有肝硬化；大量蛋白尿，血尿素氮及肌酐含量升高提示肾功能受损；免疫学检查对肝脏和肾脏疾病的诊断也有重要意义。通过腹腔穿刺液的检查可确定腹水的性质和鉴别腹水的原因。

1.一般性状检查

（1）外观：漏出液多为淡黄色，稀薄透明，渗出液可呈不同颜色或混浊。不同病因的腹水可呈现不同的外观，如化脓性感染呈黄色脓性或脓血性；铜绿假单胞菌感染腹水呈绿色；黄疸时呈黄色；血性腹水见于急性结核性腹膜炎、恶性肿瘤；乳糜性腹水呈乳白色，可自凝，因为属非炎性产物，故仍属漏出液。

（2）相对密度：漏出液相对密度多在 1.0 以下；渗出液相对密度多在 1.0 以上。

（3）凝块形成：渗出液内含有纤维蛋白原及组织细胞破坏释放的凝血活素，故易凝结成块或絮状物。

2.生化检查

（1）黏蛋白定性试验：漏出液为阴性；渗出液为阳性。定量漏出液浓度 <0.3 g/L；渗出液浓度 >0.3 g/L。

（2）胰性腹水淀粉酶含量升高。

（3）细菌学及组织细胞学检查：腹水离心后涂片染色可查到细菌，抗酸染色可查到结核分枝杆菌，必要时可进行细菌培养或动物接种。可在腹水中查找瘤细胞，对腹腔肿瘤的诊断非常必要，其敏感度和特异性可达 90%。

3.超声及 CT 检查

超声及 CT 检查不仅可显示少量的腹水，还可显示肝脏的大小、肝脏包膜的光滑度，肝内占位性病变，心脏的大小、结构心脏流入道及流出道的情况血流情况、肾脏的大小、形态、结构等。

4.心电图检查

心电图检查可发现心律的变化、心脏供血情况。

九、腹部肿块

腹部肿块是指在腹部检查时可触及的异常包块。常见的原因有脏器肿大、空腔脏器膨胀、组织增生、炎症粘连及良恶性肿瘤等。

（一）腹部肿块的分类

腹部肿块分类方法很多,按肿块性质大致可分为 6 种。

1.生理性肿块

生理性肿块并非真正的疾病,但有时会被误认为是病理性肿块。除子宫、膀胱、粪块外,发达的腹直肌腱划间的肌肉,消瘦者的脊柱或骶骨岬和自发性痉挛的肠管等,都可能被误诊为病理性的。甚至腹壁松软或薄弱者的腹主动脉,也会被误认为是搏动性肿块。

2.炎症性肿块

炎症性肿块多伴有发热、局部疼痛、白细胞计数升高等炎症征象。如阑尾周围炎包块、肠系膜淋巴结结核、肾周围脓肿等。

3.肿瘤性肿块

肿瘤性肿块多为实质性肿块。恶性肿瘤占多数,特点为发展快,晚期伴有贫血、消瘦和恶病质;良性肿瘤则病史长,肿瘤较大、光滑、有一定活动度。

4.囊性肿块

囊性肿块多呈圆形或椭圆形,表面光滑,有波动感。常见的有先天性的多囊肝、多囊肾、脐尿管囊肿;滞留性的胰腺囊肿、肾盂积水;肿瘤性的卵巢囊肿;炎症性的胆囊积液、输卵管积水、包裹性积液;寄生虫性的包虫囊肿等。

5.梗阻性肿块

胃肠道的梗阻性肿块可引起腹痛、腹胀、呕吐或便秘、不排气等;梗阻胆道的肿块引起无痛性黄疸,一般不发热;梗阻泌尿系统的肿块常引起腰部胀痛。严格而言,淤血性脾大和淤胆性肝大也属于梗阻性肿块。

6.外伤肿块

如左上腹部的脾破裂血肿,上腹部的假性胰腺囊肿,下腹或盆腔的腹膜后血肿等。见于腹部创伤。

（二）腹部肿块的病因

常见腹部肿块涉及脏器及病因见表 1-9。

（三）腹部肿块的症状和体征

1.症状

(1)肿块发生的部位、时间和伴随的症状:腹痛、发热、局部不适等,以及有无外伤史、肿瘤家族史等。肿块发生前有短暂的腹痛、局部腹膜刺激征和全身感染性症状者,应疑为炎症肿块。患者曾患肺结核、长期低热、食欲缺乏、伴有腹痛,则腹内肿块可能为结核性。肿块出现很久、生长缓慢、无其他不适，多为良性肿瘤；反之，若生长迅速、患者显著消瘦，多为恶性肿瘤。故有炎症肿块的变化以天计算；恶性肿瘤以月计算；良性肿瘤以年计算之说。这虽不完全精确，却有助于作出初步判断。

表 1-9　腹部肿块常见病因

肿块部位	涉及脏器	病因
右上腹部	肝大	如肝炎、肝脓肿、肝脏肿瘤、肝囊肿等
	胆囊肿大	如急性胆囊炎、胆囊积水、胆囊积血、淤胆性胆囊肿大、先天性胆总管囊肿、原发性胆囊癌、胆囊扭转等
	结肠	肝曲部结肠癌
中上腹部	胃部肿块	如溃疡病、胃癌及胃部其他良恶性肿瘤、胃黏膜脱垂症、胃石症等
	胰腺肿块	如急性胰腺炎、胰腺囊肿、胰腺囊性腺瘤、胰腺癌等
	肝左叶	肿大
	肠系膜与网膜肿块	如肠系膜淋巴结结核、肠系膜囊肿等
	小肠肿瘤	如小肠恶性淋巴瘤、小肠癌、其他少见的小肠肿瘤
	腹主动脉	腹主动脉瘤
左上腹部	脾大	肝硬化、游走脾、副脾等
	胰腺	胰腺肿瘤与胰腺囊肿
	结肠	脾曲部结肠癌
左、右腰部肿块	肾脏疾病引起	如肾下垂与游走肾、先天性肾囊肿、肾积水、肾积脓、蹄铁形肾、肾棘球蚴囊肿、肾脏肿瘤等；嗜铬细胞瘤及肾上腺其他肿瘤；原发性腹膜后肿瘤
右下腹部	阑尾疾病	如阑尾周围脓肿、阑尾类癌、阑尾黏液囊肿等
	回盲部肿块	多见于回盲部结核、克罗恩病、盲肠癌、回盲部；阿米巴性肉芽肿、回盲部放线菌病；大网膜扭转
	右侧卵巢	右侧卵巢肿瘤
左下腹部		可见于溃疡性结肠炎，直肠、乙状结肠癌，直肠、乙状结肠血吸虫病性肉芽肿，左侧卵巢囊肿等
中下腹部		可见于膀胱肿瘤、膀胱憩室、子宫肿瘤等
广泛性与不定位性肿块		常见的病因有结核性腹膜炎、腹型肺吸虫病、腹部包虫囊肿、腹膜转移癌、肠套叠、蛔虫性肠梗阻、肠扭转等

(2)有无消化道症状:因消化系统在腹部占有很大的空间,有此类症状者多为消化道本身肿瘤或肠道外肿块压迫引起。例如反复呕吐,提示胃窦部或十二指肠病变;呕吐咖啡样残渣多见于胃癌;结肠肿块可引起便血和排便习惯改变;右上腹肿块伴有黄疸,多为肝脏或胆道附近的病变。

(3)其他伴随症状:泌尿系统的肿块多有尿血、尿频等症状,如肾癌常伴有腰痛和肉眼血尿。女性生殖系统肿块多伴月经改变或阴道出血,如子宫肌瘤患者可有月经量增多或不孕的症状。

2.体征

腹部肿块主要依靠触诊检查。触诊如果发现肿块,应注意肿块的位置、大小、形态、质度、有无压痛及移动度,借此来鉴别肿块的来源和性质。

(1)腹部肿块的位置:确定肿块的位置可了解肿块的来源。某个部位的肿块多来源于该部位的脏器。如右上腹的肿块多来源于肝脏、胆囊或肝曲结肠。带蒂包块或肠系膜、大网膜的包块位置多变。肠管分布区的较大包块,如果伴有梗阻,肿块可能为该段肠管内肿物。如果不伴有梗阻,多来源于肠系膜、大网膜或腹膜后脏器。多发而散在者常见于肠系膜淋巴结结核、腹膜结核或腹腔转移癌。

(2)肿块的大小:在脐周围触及较小的肿块可能为肿大的肠系膜淋巴结。巨大的肿块多发生于肝、脾、胰腺、肾脏、卵巢及子宫等脏器,以囊肿多见。如包块大小变异不定,甚至可消失,可能为充气的肠曲引起。肿块的形态圆形、表面光滑的包块,以囊肿为多。形态不规则,表面不光滑、坚硬多为恶性肿瘤、炎性肿物或结核包块。索状或管状肿物,短时间内形态多变者,可能为蛔虫团或肠套叠。右上腹触及卵圆形肿物且光滑者,可能为胆囊或肾脏。肿大的脾脏可以触及脾切迹。

(3)肿块的硬度和质地:肿块如果质地硬,多见于肿瘤、炎症性或结核性肿块,如胃癌、肝癌及结核性腹膜炎形成的包块。肿块若为囊性,质地柔软,多见于囊肿。炎症性肿块有明显压痛。如位于右下腹的包块、压痛明显,多为阑尾周围脓肿。肝大有明显压痛可能为肝脓肿。

(4)肿块的移动度:如果包块随呼吸上下移动,可能为肝、脾、肾、胃或这些脏器的肿物。胆囊、横结肠的肿物也可随呼吸上下移动。如果包块能用手推动,可能来自胃、肠或肠系膜。移动范围广、距离大的肿物,多为带蒂的肿物,游走脾、游走肾等。凡腹膜的肿瘤及局部的炎性肿块一般不移动。

(四)辅助检查

1.尿常规检查

尿常规检查有助于泌尿系统肿块的诊断。可有血尿、尿蛋白增多等表现。

2.血清生化指标的检测

某些恶性疾病可导致血清特异性抗原的升高,如胃肠道肿瘤可导致 CEA 的升高,卵巢肿瘤时肿瘤标志物 CA199 的升高。

3.胃肠道 X 线检查

胃肠道 X 线检查可见肠道的延续性中断或者梗阻造成的肠道内液平面。并可以鉴别肿块是在肠道内还是肠道外压迫产生。

4.超声检查

超声检查可发现实质脏器的占位性病变及肿块的具体部位,对肿块作出定位、定性诊断,尤其在盆腔肿块中具有优势。

5.CT、MRI 检查

CT、MRI 检查在腹膜后诊断中优于超声检查,可定位腹膜后的肿块来源及性质。

十、黄疸

黄疸是由于血清中的胆红素升高致皮肤、黏膜和巩膜发黄的症状和体征。正常胆红素最高为 17.1 μmol/L,其中结合胆红素 3.4 μmol/L,非结合胆红素 13.7 μmol/L。胆红素在 17.1~34.2 μmol/L 时临床不易察觉,称为隐性黄疸,超过 34.2 μmol/L 时出现黄疸。

(一)黄疸的分类

1.溶血性黄疸

能引起溶血的疾病可以引起溶血性黄疸,包括先天性溶血性贫血和后天性获得性溶血性贫血。一方面,由于大量的红细胞被破坏,形成大量的非结合胆红素,超过肝细胞的摄取、结合与排泌能力;另一方面,由于溶血造成的贫血、缺氧和红细胞破坏产物的毒性作用,削弱了肝细胞对胆红素的代谢功能,使非结合胆红素在血中潴留,超过了正常的水平而出现黄疸。可见于地中海贫血、遗传性球形红细胞增多症、自身免疫性溶血等。

2.肝细胞性黄疸

肝细胞的广泛损害也可以引起黄疸。肝细胞的广泛损伤导致肝细胞对胆红素的摄取、结合及排泄功能降低,因而血中的非结合胆红素增多。而未受损的肝细胞仍能将非结合胆红素转变为结合性胆红素。结合性胆红素一部分仍经毛细胆管从胆道排泄,一部分经已经损害或坏死的肝细胞反流入血中;亦可因肝细胞肿胀、汇管区渗出性病变与水肿及小胆管内的胆栓形成,使胆汁排泄受阻而反流入血液循环中,导致血中结合胆红素增加而出现黄疸。见于病毒性肝炎、肝硬化、中毒性肝炎、败血症等。

3.胆汁淤积性黄疸

胆汁淤积性黄疸可分为肝内性和肝外性。肝内性又可分为肝内阻塞性胆汁淤积和肝内胆汁淤积。肝内阻塞性胆汁淤积见于肝内泥沙样结石、癌栓、寄生虫病等,肝内胆汁淤积见于病毒性肝炎、药物性胆汁淤积。肝外性胆汁淤积见于胆总管结石、狭窄、炎性水肿等。阻塞上方的压力升高,胆管扩张,最后导致小胆管与毛细胆管破裂,胆汁中的胆红素反流入血中。

4.先天性黄疸

肝细胞对胆红素的摄取、结合和排泄有缺陷所致的黄疸,比较少见。

(1)先天性非溶血性黄疸综合征:肝细胞摄取非结合胆红素功能障碍及微粒体内葡萄糖醛酸转移酶不足,致血中非结合胆红素增高而出现黄疸。

(2)先天性非梗阻性非溶血性黄疸综合征:肝细胞缺乏葡萄糖醛酸转移酶,致非结合胆红素不能形成结合胆红素,血中非结合胆红素增多出现黄疸。

(3)特发性高胆红素血症:肝细胞摄取非结合胆红素和排泄结合胆红素存在先天性障碍,致血中胆红素增高而出现黄疸。

(4)先天性非溶血性黄疸直接胆红素 I 增高型综合征:肝细胞对结合胆红素及某些阴离子向毛细胆管排泄发生障碍,致血清中结合胆红素增加而发生黄疸。

(二)临床症状和体征

1.溶血性黄疸

一般黄疸为轻度,不伴皮肤瘙痒,主要为原发病表现。如急性溶血时可有发热、寒战、头痛、呕吐、腰痛,并有不同程度的贫血和血红蛋白尿,严重者可有急性肾衰竭;慢性溶血多为先天性;除伴有贫血外尚有脾大。

2.肝细胞性黄疸

皮肤、黏膜呈浅黄至深黄色,可伴有轻度皮肤瘙痒,其他为肝脏原发病的表现,如疲乏、食欲减退,严重者可有出血倾向。

3.胆汁淤积性黄疸

皮肤呈暗黄色,完全阻塞者颜色更深,甚至呈黄绿色,并有皮肤瘙痒及心动过速,尿色深,粪便颜色变浅或呈白陶土样。

十一、消化道出血

消化道出血是临床常见严重的病症。消化道是指从食管到肛门的管道,包括胃、十二指肠、空肠、回肠、盲肠、结肠及直肠。上消化道出血部位指屈氏韧带以上的食管、胃、十二指肠、上段空肠及胰管和胆管的出血。屈氏韧带以下的肠道出血称为下消化道出血。大量消化道出血是指短时间内出血量超过 1 000 mL 或达到机体血容量的 20%,常伴有血容量不足的表现。

(一)消化道出血的病因

消化道出血的病因见表 1-10。

表 1-10　消化道出血的病因

出血部位	病因	疾病
上消化道出血	门脉高压性出血	肝硬化、门脉高压性胃病
	非门脉高压性食管疾病	食管炎、食管消化性溃疡、食管损伤
	胃及十二指肠疾病	胃溃疡、胃炎、胃息肉、胃肿瘤、十二指肠溃疡、十二指肠肿瘤
	全身性疾病	血管性疾病、遗传性出血毛细血管扩张症、弹性假黄疸
	血液系统疾病	血友病、血小板减少性紫癜、白血病、结缔组织病
下消化道出血	小肠疾病	肠结核、肠伤寒、寄生虫病、小肠肿瘤、小肠血管疾病
	结肠疾病	结肠肿瘤、结肠息肉、阿米巴痢疾、血吸虫病、结肠血管疾病
	肠道原发性病变	直肠或肛管疾病、非特异性直肠炎、直肠息肉直肠癌
	血液系统疾病	白血病、血友病、血小板减少性紫癜
	其他疾病	急性传染病、风湿性疾病、结缔组织病

(二)消化道出血的症状和体征

消化道出血的临床表现取决于出血病变的性质、部位、失血量与速度,与患者的年龄,心、肾功能等全身情况也有关系。

1.呕血与柏油样便

急性大量出血多数表现为呕血;慢性小量出血则表现为粪便潜血阳性;出血部位在空肠屈氏韧带以上时,临床表现为呕血,如出血后血液在胃内潴留时间较久,因经胃酸作用变成酸性血红蛋白而呈咖啡色。如出血速度快而出血量又多。呕血的颜色是鲜红色。柏油样便表示出血部位在上消化道,但如十二指肠部位病变的出血速度过快时,在肠道停留时间短,粪便颜色会变成紫红色。右半结肠出血时,粪便颜色为鲜红色。在空间回肠及右半结肠病变引起小量渗血时,也可有黑便。

2.失血性周围循环衰竭

上消化道大量出血导致急性周围循环衰竭。失血量大、出血不止或治疗不及时可引起机体的组织血液灌注减少和细胞缺氧,进而可因缺氧、代谢性酸中毒和代谢产物的蓄积,造成周围血管扩张,毛细血管广泛受损,以致大量体液淤滞于腹腔内脏与周围组织,使有效血容量锐减,严重地影响心、脑、肾的血液供应,最终形成不可逆转的休克,导致死亡。

在出血性周围循环衰竭发展过程中,临床上可出现头晕、心悸、恶心、口渴、黑蒙或晕厥。皮肤由于血管收缩和血液灌注不足而呈灰白、湿冷,按压甲床后呈现苍白,且经久不见恢复。静脉充盈差,体表静脉往往瘪陷。患者感到疲乏无力,进一步可出现精神萎靡、烦躁不安,甚至反应迟钝、意识模糊。老年人器官储备功能低下,加之常有脑动脉硬化、高血压、冠心病、慢性支气管炎等老年基础病,即使出血量不大,也可引起多器官功能衰竭,增加了死亡危险因素。

3.氮质血症

氮质血症可分为肠源性、肾前性和肾性氮质血症 3 种。肠源性氮质血症指在大量上消化道出血后,血液蛋白的分解产物在肠道被吸收,以致血中氮质升高。肾前性氮质血症是由于失血性周围循环衰竭造成肾血流暂时性减少,肾小球滤过率和肾排泄功能降低,以致氮质潴留。在纠正低血压、休克后,血中尿素氮可迅速降至正常。肾性氮质血症是由于严重而持久的休克造成肾小管坏死(急性肾衰竭)或失血加重了原有肾病的肾脏损害,临床上可出现尿少或无尿。在出血停止的情况下,氮质血症往往持续 4 天以上,经过补足血容量、纠正休克而血尿素氮不能降至正常。

4.发热

大量出血后,多数患者在 24 小时内常出现低热。发热的原因可能由于血容量减少、贫血、周围循环衰竭、血分解蛋白的吸收等因素导致体温调节中枢的功能障碍。分析发热原因时要注意寻找其他因素,例如有无并发肺炎等。

5.血常规变化

上消化道大量出血后均有急性失血后贫血(正细胞正色素性贫血)。在出血发生后几小时内,血红蛋白浓度、红细胞计数及血细胞比容可无变化,因为急性出血导致血浆和红细胞等量丧失。在随后的 24～72 小时,组织液渗入血管内皮使血液稀释,导致血细胞比容下降。出血 24 小时内,网织红细胞计数可增高,至出血后 4~7 天可高达 5%~15%,以后逐渐降至正常。慢性、长期消化道出血常有血红蛋白含量、红细胞计数的降低。

(三)继续出血的判断

(1)反复呕血、黑便次数及量增多,或排出暗红至鲜红色血便。

(2)胃管抽出物有较多新鲜血。

(3)在 24 小时内经积极输液、输血仍不能稳定血压和脉搏,一般状况未见改善;或经过迅速输液、输血后,中心静脉压仍在下降。

(4)血红蛋白含硫量、红细胞计数与血细胞比容继续下降,网织细胞计数持续增高。

(四)辅助检查

1.X 线钡餐检查

X 线钡餐检查仅适用于出血已停止和病情稳定的患者,其对急性消化道出血病因诊断的阳性率不高。

2.放射性核素显像检查

近年应用放射性核素显像检查法来发现活动性出血的部位很多,其方法是静脉注射锝胶体后做腹部扫描,以探测标志物从血管外溢的证据,可起到初步的定向作用。

第二章　食管疾病

第一节　贲门失弛缓症

一、定义与流行病学

贲门失弛缓症是以食管下括约肌（lower esophageal sphincter，LES）松弛异常及食管体部缺乏推进性蠕动为特征的食管运动功能障碍性疾病，是最早为人类所认识和肯定的食管动力性疾病。本病为一种少见病，年发病率约为1/10万，可发生于任何年龄，但最常见于30～40岁。儿童很少发病，男、女的发病率大致相等，较多见于欧洲和北美洲。

二、病因与发病机制

本病的病因迄今不明，可能与基因遗传、自身免疫、病毒感染及心理社会因素等有关。一般认为，本病属神经源性疾病。病变可见食管壁内迷走神经及其背核和食管壁肌间神经丛中神经节细胞减少，甚至完全缺如，但LES内的减少程度比食管体要轻。动物实验显示，冷冻刺激或切断胸水平以上段的迷走神经（双侧）可引起下端食管缺乏蠕动和LES松弛不良；而在切断单侧或下段胸水平以下的迷走神经并不能影响LES的功能。由此可见，迷走神经的支配仅止于食管的上段，而食管下端的功能则由食管壁肌间神经丛支配，其神经递质为嘌呤核苷酸和血管活性肠肽。有学者测得在本病患者LES内的血管活性肠肽为8.5 mol/g±3.6 mol/g，明显低于正常人（95.6 mol/g±28.6 mol/g）。血管活性肠肽具有抑制静息状态下LES张力的作用。LES内的血管活性肠肽明显减少，因LES失去抑制作用而张力增高，从而引起失弛缓症。

正常吞咽动作开始，LES即反射性地松弛，其压力下降，以利于食物进入胃腔。当迷走神经功能障碍或食管壁肌内神经丛损害时,LES 压力可上升至 6.7 kPa左右。本病患者在吞咽动作后,压力不下降,LES 亦不能松弛,以致食物不能顺利地进入胃内;加上食管的推动性蠕动不能,不能推动食物前进。于是,大量食物和水分淤积在食管内,直至其重为超过 LES 压力时,才得进入胃内。由于食物滞留,初期食管呈梭状扩张,以后逐渐伸长和弯曲。食管扩张的程度远较食管癌或其他食管疾病所致者为著,其容量最大可达 1 L 以上。此外,食管壁尚可有节段性肥厚、炎症、憩室、溃疡或癌变,从而出现相应的临床症状。

三、临床表现与辅助检查

(一)临床表现

1.吞咽困难

这是本病最常见、最早出现的症状,几乎所有患者均有不同程度的吞咽困难。起病多较缓慢,但亦可较急,初起可轻微,仅在餐后有饱胀感觉而已。吞咽困难多呈间歇性发作,常因情绪波动、发怒、忧虑、惊骇或进食过冷和辛辣等刺激性食物而诱发。病初症状时有时无、时轻时重,后期则转为持续性。患者多采取慢食、进食时或食后多饮汤水将食物冲下,或食后伸直胸背部、用力深呼吸或屏气等方法以协助咽下动作,使食物进入胃部,保证营养摄入。

2.胸痛

胸痛是病程早期的常见症状,占 40%～90%,性质不一,可为闷痛、灼痛、针刺痛、刀割痛或锥痛。疼痛部位多在胸骨后及中上腹,也可在胸背部、右侧胸部、右胸骨缘及左季肋部。疼痛发作有时酷似心绞痛,甚至舌下含硝酸甘油片后可获缓解。疼痛的发生可能由于食管平滑肌强烈收缩或食物滞留性食管炎所致。

3.反流

食物反流的发生率可达 90%,随着吞咽困难加重,食管进一步扩张,相当量的内容物可潴留在食管内至数小时或数天之久,而在体位改变时反流出来。从食管反流出来的内容物因未进入胃腔,故无胃内呕吐物的特点,但可混有大量黏液和唾液。在并发食管炎、食管溃疡时,反流物可含有血液。

4.体重减轻

体重减轻与吞咽困难程度有关。病程长久者仍可有体重减轻、营养不良和维生素缺乏等表现,而呈恶病质者罕见。

5.其他症状

由于 LES 张力增高,患者很少发生呃逆,为本病的重要特征。在后期病例,极度扩张的食管可压迫胸腔内器官而产生干咳、气急、发绀和声嘶等。

6.并发症

(1)食管并发症:本病可继发食管炎、食管黏膜糜烂、溃疡和出血、压出型憩室、食管-气管瘘、自发性食管破裂和食管癌等。本病的食管癌并发率为0.3%~20%。

(2)呼吸道并发症:患者长期反流容易造成吸入性呼吸道感染,食管反流物被呼入气道时可引起支气管和肺部感染,尤其在熟睡时更易发生。约1/3的患者可出现夜间阵发性呛咳或反复呼吸道感染。

(二)辅助检查

1.X线钡餐检查

X线钡餐检查对本病的诊断与鉴别诊断最为重要。动态造影可见食管的推进性收缩波消失,其收缩呈紊乱及非蠕动性。钡剂常难以通过贲门部而潴留于食管下端,并显示为1~3 cm长的、对称的、黏膜纹正常的鸟嘴样狭窄,其上段食管呈现不同程度的扩张与弯曲,无蠕动波。如给予热饮、舌下含服硝酸甘油片或吸入亚硝酸异戊酯,可见食管贲门弛缓;如给予冷饮,则使贲门更难以松弛。潴留的食物残渣可在钡餐造影时呈现充盈缺损。

2.食管测压检查

食管压力测定是一种简便、安全的食管功能检查方法,从病理生理角度反映食管运动,有助于确定贲门失迟缓症的诊断,尤其是对食管吞钡检查阴性患者。其特征表现为LES高压、吞咽时LES松弛不全、食管体部腔内压升高等。目前,有研究表明使用高分辨率动力测量系统可辨别出3种截然不同的模式,且不同类型的贲门失弛缓的治疗效果亦不同。3种子类型分别定义为失弛缓症类型Ⅰ(典型型),在10次吞咽测试中有8次及8次以上没有高于4.0 kPa的食管末端增压;失弛缓症类型Ⅱ(压缩型),至少有2次吞咽测试是高于4.0 kPa的平底食管增压;失弛缓症类型Ⅲ(痉挛型)的患者有2次或2次以上的痉挛收缩,有或没有周期性的分割增压。3种失弛缓症子类型之间不同的临床特点说明,应用高分辨率动力测量系统进行再分类可能会增强未来对失弛缓症预期疗效的研究。

3.内镜检查

内镜检查对本病的诊断帮助不大,主要用于本病与食管、贲门癌等其他导致吞咽困难及食管卜段狭窄的疾病之间的鉴别诊断。检查时可见食管体部扩张或扭曲变形,食管腔内有食物潴留,LES间歇开放,进镜时虽有阻力,但仍能通过。如内镜通过困难或无法通过,要警惕LES部位的肿瘤。

四、诊断与鉴别诊断

(一)诊断

有吞咽困难、食物反流和胸骨后疼痛等本病的典型临床表现,有食管 X 线钡餐检查及食管测压特征性表现,就可作出诊断。

(二)鉴别诊断

1.弥漫性食管痉挛

本病同为一种原发性食管动力障碍性疾病,X 线钡餐检查时可见蠕动波,仅达主动脉弓水平,食管下 2/3 为一种异常强烈的、不协调的、非推进性收缩所取代,因而食管腔出现一系列同轴性狭窄,致使食管呈螺旋状或串珠状表现。

2.食管恶性肿瘤

本病与食管癌、贲门癌的鉴别诊断最为重要。癌性食管狭窄的 X 线特征为局部黏膜破坏和紊乱;狭窄处呈中度扩张,而本病则常致极度扩张。

3.食管神经症(如癔球症)

本病大多表现为咽至食管部位有异物阻塞感,但进食并无梗噎症状。

4.硬皮病

本病患者除皮肤表现外,还常有食管平滑肌损害,表现为食管全程蠕动缺失,但 LES 压力一般无增高,明显的免疫学异常及典型的皮肤损害对诊断有帮助。

五、治疗方案

(一)一般治疗

贲门失弛缓症患者生活宜有规律,避免情绪紧张,饮食宜细软、少食多餐、细嚼慢咽,避免过冷或过热的食物。部分患者饭后可在深呼吸后屏气用力呼气,以促使食物从食管进入胃内,解除胸骨后不适。食管极度扩张者应睡前做食管引流灌洗,并予禁食、输液,及时纠正水、电解质和酸碱平衡紊乱。

在治疗贲门失弛缓症时,应对患者进行生活质量评测,如采用简明健康状况量表对患者的总体健康、活力、社会功能、情感职能和精神健康进行着重分析,对伴有精神心理异常者应加强心理治疗。

(二)内镜下治疗

贲门失弛缓症的内镜下治疗包括肉毒杆菌毒素注射治疗、球囊扩张术、腹腔镜下食管括约肌切开术、经口内镜下食管肌层切开术等。其中,球囊扩张治疗是贲门失弛缓症的一线治疗手段,症状缓解率为 70%～90%,穿孔率为 2.5%～4%;腹腔镜下食管括约肌切开术是贲门失弛缓症的标准外科治疗方法,可明显改善吞咽困难,住院时间短,术后胃食管反流率低,费用高,有术后并发症;肉毒杆菌毒素注射是内镜治疗贲门失弛缓症的首选方法,近 80% 的患者症状可缓解,约 50% 的患者 6 个月后复发;经口内镜下食管肌层切开术是一种新的治疗贲门失弛缓症的切开术式,可应用于各种类型的贲门失弛缓症,短期随访治疗效果好。

1.肉毒杆菌毒素注射治疗

(1)作用机制:肉毒杆菌毒素(botulinum toxin,BT)是由厌氧杆菌-肉毒杆菌代谢产生的一种产物,能裂解参与含乙酰胆碱突触前囊泡与目标肌肉神经细胞膜接触融合的蛋白,阻断 LES 神经肌肉接头处突触前乙酰胆碱的释放,导致可逆性的短期肌麻痹,而使肌肉松弛,以缓解症状。

(2)操作方法:给予患者安定镇静,常规上消化道内镜检查,以食管胃黏膜移行处典型的齿状线结构作为判断 LES 的标志,将 LES 分成 4 或 5 个象限,用一个 5 mm 的硬化剂注射针分别注入 1～2 mL(10～20 U/mL)肉毒杆菌毒素注射液,总计 80～100 U。

(3)优势及局限:作为非手术治疗,BT 治疗自然对高龄身体素质差及不适合球囊扩张的患者很有吸引力。但是,该疗法局限于其神经毒素的可逆性,约50% 的患者治疗后会再复发,需要每隔 6～24 个月重复治疗。需要注意的是,BT 可能使随后的食管肌层切开术复杂化,因而需要谨慎而有选择性地应用该方法。

2.球囊扩张术

(1)作用机制:贲门失弛缓症患者确诊后,在胃食管连接处采用强力扩张技术常被作为首选的非手术一线治疗。治疗的目的是对 LES 造成适度的撕裂,以破坏肌纤维来使其不再完整,解除控制症状。球囊扩张术是最多采用的最安全可靠的疗法,以术后 LES 压力<1.3 kPa 为治疗有效的标准。

(2)操作方法:该装置包括 3 种不同直径(3.0 cm、3.5 cm 和 4.0 cm)的球囊,通常先使用 3.0 cm 的球囊,按需逐渐增加球囊的直径进行扩张,即分级球囊扩张术。

(3)优势及局限:球囊扩张术的效果与性别及年龄有关,男性患者的治疗效果较女性差、年轻患者较老年患者差,可能是由于男性的 LES 收缩能力较女性强、年轻人较老年人强。球囊扩张术治疗短期的有效率为 60%～80%,在二次扩张后有效率可达到 90%。需要二次扩张的患者比例在 15%～65%。尽管球囊扩张术的早期有效性不容置疑，但其远期疗效并不理想，甚至在有些情况下疗效并不确切。虽然球囊扩张术有操作简单和创伤小等优点，但其可带来较高的远期复发率，以及穿孔、肌层纤维化等并发症。

3.支架置入术

支架置入术是经内镜下在 LES 处置入人工金属支架，通过支架持续扩张使 LES 肌纤维断裂、重新塑型、降低压力、建立通道，以利于食团通过，以此来改善患者的营养状态。支架置入分为永久性和暂时性支架置入术 2 种，目前多使用暂时性支架。一般仅用于贲门失弛缓症疾病晚期，内科治疗无效且不能或不愿行侵入性手术治疗的老年患者。该术有胸痛、反流等并发症的可能性，偶见支架移位导致治疗失败，因此目前应用较少。

4.经口内镜下食管肌层切开术

(1)适应证:确诊为贲门失弛缓症并影响生活质量者;食管明显扩张,甚至呈 S 或 U 形的患者;既往外科腹腔镜下食管括约肌切开术和经口内镜下食管肌层切开术治疗失败或症状复发者;术前曾接受过其他治疗(如球囊扩张术、肉毒杆菌毒素注射和支架置入等)的患者,均可接受经口内镜下食管肌层切开术治疗,但手术难度可能较大。

(2)禁忌证:合并有严重的凝血功能障碍、严重的器质性疾病等无法耐受手术者;因食管黏膜下层严重纤维化而无法成功建立黏膜下隧道者;食管下段或食管胃接合处有明显炎症或巨大溃疡者。

(3)操作步骤分为以下几点。①食管黏膜层切开:距胃-食管交界处上方 8～10 cm 处行食管黏膜下注射,应用海博刀纵行切开黏膜层 2 cm 显露黏膜下层。②分离黏膜下层,建立黏膜下"隧道":沿食管黏膜下层自上而下分离,建立黏膜下"隧道",直至胃-食管交界处下方胃底约 3 cm,尽量靠近肌层进行黏膜下层分离,分离中反复进行黏膜下注射,避免损伤黏膜层。③环形肌切开:胃镜直视下在隧道口下 1～2 cm 自上向下纵行切开环形肌至贲门下 2 cm,切断环形肌,保留纵形肌。④用金属夹关闭黏膜层切口,胃镜下放置胃肠减压管。

(4)优势及局限:经口内镜下食管肌层切开术作为一种新兴的治疗手段,创伤小,治疗窗广泛,具有确切的短期疗效和安全性,已逐渐成为治疗贲门失弛缓症的一线方案。但由于经口内镜下食管肌层切开术应用临床不久,治疗的患者数量不多,因此尚无法分析其远期疗效,远期效果如何仍需长期随访及大样本病例证实。并且不是所有的贲门失弛缓症患者都可行经口内镜下食管肌层切开术治疗,经口内镜下食管肌层切开术的治疗依赖于食管壁的走行情况,什么样的食管壁可以行经口内镜下食管肌层切开术治疗是关注的焦点。另外,和其他治疗方式一样,经口内镜下食管肌层切开术术后也存在一定的并发症,其中最常见的是术中出现的黏膜层损伤甚至穿孔,以及术后纵隔和皮下气肿、气胸、气腹、出血与感染等。

5.腹腔镜下食管括约肌切开术

目前的腹腔镜下食管括约肌切开术主要有腹腔镜和胸腔镜 2 种术式。操作程序是沿食管纵轴切开食管末端与贲门起始部肌层,并在黏膜外剥离被切开的肌层,剥离范围须超过食管周径的 1/2,使得黏膜充分暴露游离,同时注意勿损伤食管黏膜,以免穿孔发生。常规食管下段肌层打开长度约 4 cm,贲门肌层打开长度约 2 cm。通过对沿食管纵轴环肌的切开并在黏膜外的剥离,以松弛LES。虽然该术式能明显解除患者的梗阻症状,但术后并发胃食管反流的情况严重,发生率达 30%～50%。

(三)药物治疗

目前治疗的贲门失弛缓症药物主要有钙通道阻滞剂、长效硝酸盐类、局部麻醉药、镇静抗焦虑药和促胃肠动力药,以及 β 受体激动剂、抗胆碱药等。磷酸二酯酶 5-抑制剂西地那非也被证明能降低贲门失弛缓症患者的 LES 压力。最近研究报道的药物治疗前景较大的多是应用舌下含服硝苯地平和 β_2 受体激动剂,后者可产生延长而有剂量依赖性的 LES 抑制作用。药物治疗的疗效通常变化较大。以上部分药物的作用时间短,会造成一系列不良反应,如头痛、低血压和足部水肿等,并且大多数药理学研究已发现药物治疗的疗效只能达到球囊扩张或食管肌层切开术所实现的 LES 压力最低点的 50%。因此,药物治疗已不是治疗原发性贲门失弛缓症的首选方法,通常只应用于那些不能进行肉毒杆菌毒素注射及拒绝手术疗法(球囊扩张术或手术切开术)的贲门失弛缓症患者。

1.钙通道阻滞剂

钙通道阻滞剂可干扰细胞膜的钙离子内流,解除平滑肌痉挛,可松弛 LES,有效解除吞咽困难及胸骨后疼痛。最常用的钙通道阻滞剂是硝苯地平,服用后 20～45 分钟达最大效应,作用持续 30～120 分钟。常使用硝苯地平 1 次 10～30 mg,1 天 3 次,于饭前 30～45 分钟舌下含服。

2.硝酸盐类

硝酸盐或亚硝酸盐类药物在体内降解产生一氧化氮,松弛 LES,从而缓解贲门失弛缓症患者的临床症状。舌下含服硝酸异山梨酯也可有效降低 LES 压力

30％～65％,症状改善率为 53％～87％。实验证明硝酸甘油、亚硝酸异戊二酯应用后 15 分钟起效,LES 可从 12.0 kPa 下降到 2.0 kPa,持续 90 分钟。常用药物为硝酸甘油每次 0.3～0.6 mg,1 天 3 次,于餐前 15 分钟舌下含服;硝酸异山梨酯每次 5～10 mg,1 天 3 次,餐前 10～15 分钟舌下含服,疗程不宜过长,一般为 2 周,以防止产生耐药性。

3.局部麻醉药

1％普鲁卡因 10 mL 于餐前 15～20 分钟口服,有助于 LES 松弛。

4.抗胆碱药

该类药物可拮抗 M 胆碱能受体,使乙酰胆碱不能与受体结合而松弛平滑肌,改善食管排空,可获得疗效。常用丁溴东莨菪碱 10～20 mg,肌内注射或静脉推注。其他药物如山莨菪碱、阿托品等的疗效不大,不良反应可见口干、尿潴留、心悸,应用较少。

5.镇静抗焦虑药

贲门失弛缓症患者大多情绪紧张、焦虑,导致病情加重,可酌情使用该类药物,抑制中枢神经兴奋性,降低患者的紧张情绪,缓解症状。常应用阿普唑仑 0.4 mg,每天 3 次;或氟哌噻吨美利曲辛片 1 片,早晨服用 1 次等。

6.促胃肠动力药

贲门失弛缓症患者晚期常继发食管运动明显减弱、排空延迟,故可采用促胃肠动力药甲氧氯普胺片 5～10 mg,每天 3 次口服,或多潘立酮 10～20 mg,每天 3 次口服,增加 LES 和食管下端的蠕动,缩短食管与酸性反流物的接触时间。

六、药学监护要点

药物目前在贲门失弛缓治疗中为辅助作用,内镜下治疗已经是贲门失弛缓的标准治疗方法。对于早期症状较轻的患者可使用硝酸酯类药物和钙通道阻滞剂为主。这两种药物均可降低 LES 压力,53％～87％的患者症状可以缓解,但需要注意患者有无头痛、头晕及下肢水肿等不良反应;对于合并高血压患者需要检测血压;而且作用时间较短,一般不作为长期治疗用药。

第二节　胃食管反流病

一、定义与流行病学

胃食管反流病(gastroesophag eal reflux disease,GERD)是指过多的胃、十二指肠内容物反流入食管引起胸骨后烧灼感症状,根据是否导致食管黏膜糜烂、溃疡,分为反流性食管炎(reflux esophagitis,RE)及非糜烂性反流病。反流物还可导致咽喉、气管等食管以外的组织受损害,出现食管外症状。

GERD 是一种全球性疾病。近年来一项荟萃分析结果显示:北美人群GERD 发病率为 18.1%～27.8%,欧洲发病率为 8.8%～25.9%,东亚地区为2.5%～7.8%,中东地区为 8.7%～33.1%,澳大利亚为 11.6%,南美为 23.0%。随着年龄增长,GERD 发病率增加,40～60 岁为发病高峰年龄,且无男女性别差异。与西方国家相比,亚洲地区的 GERD 发病率较低,但近年来有上升趋势,且多为非糜烂性反流病,巴雷特食管和食管狭窄较少见。

二、病因与发病机制

GERD 是由多种因素造成的以 LES 功能障碍为主的胃食管动力障碍性疾病,直接损伤因素是胃酸、胃蛋白酶及胆汁(非结合胆盐和胰酶)等反流物。

(一)抗反流屏障结构与功能异常

贲门失弛缓症术后、食管裂孔疝、腹内压增高(如妊娠、肥胖、腹水、呕吐、负重劳动等)及长期胃内压增高(如胃扩张、胃排空延迟等)均可使 LES 结构受损;上述部分原因、某些激素(如缩胆囊素、胰高血糖素、血管活性肽等)、食物(如高脂餐、巧克力等)、药物(如钙通道阻滞剂、地西泮等)可引起 LES 功能障碍或一过性 LES 松弛;当食管清除能力和黏膜屏障功能不足以抵抗反流物的损伤时,则可致病。

(二)食管清除能力降低

常见于导致食管蠕动和唾液分泌异常的疾病或病理生理过程,如干燥综合征等。食管裂孔疝时,部分胃经膈食管裂孔进入胸腔,除改变 LES 结构外,也可降低食管对反流物的清除,导致 GERD 的发生。

（三）食管黏膜屏障功能降低

长期吸烟、饮酒等刺激性食物或药物将使食管黏膜无法抵御反流物的损害。

三、病理表现

反流性食管炎患者食管黏膜镜下可见糜烂及溃疡。组织病理学改变：①复层扁平上皮细胞层增生；②固有层内中性粒细胞浸润；③食管下段鳞状上皮被化生的柱状上皮替代，称为巴雷特食管。部分非糜烂性反流病患者食管鳞状上皮细胞间隙增宽。

四、临床表现与辅助检查

（一）临床表现

GERD 的临床表现多样、轻重不一，主要表现有以下几点。

1.食管症状

（1）典型症状：胃灼热和反流是本病最常见的症状，而且具有特征性，因此被称为典型症状。反流是指胃内容物在无恶心和不用力的情况下涌入咽部或口腔的感觉，含酸味或仅为酸水时称为反酸。胃灼热是指胸骨后或剑突下烧灼感，常由胸骨下段向上延伸。胃灼热和反流常在餐后 1 小时出现，卧位、弯腰或腹压增高时可加重，部分患者胃灼热和反流症状可在夜间入睡时发生。

（2）非典型症状：指除胃灼热和反流之外的食管症状。胸痛由反流物刺激食管引起，疼痛发生在胸骨后；严重时可为剧烈刺痛，可放射到后背、胸部、肩部、颈部、耳后，有时酷似心绞痛，可伴有或不伴有胃灼热和反流。由 GERD 引起的胸痛是非心源性胸痛的常见病因。吞咽困难见于部分患者，可能是由于食管痉挛或功能紊乱，症状呈间歇性，进食固体或液体食物均可发生。少部分患者吞咽困难是由食管狭窄引起的，此时吞咽困难可呈持续性或进行性加重。有严重食管炎或并发食管溃疡者可伴吞咽疼痛。

2.食管外症状

由反流物刺激或损伤食管以外的组织或器官引起，包括无季节性发作性夜间哮喘、咳嗽、醒后声嘶等。对一些病因不明、久治不愈的上述疾病患者，要注意是否存在 GERD，伴有胃灼热和反流症状有提示作用。但与反流有关的哮喘患者近 50% 并无胃灼热症状。一些患者诉咽部不适，有异物感、棉团感或堵塞感，但无真正的吞咽困难，称为癔球症，近年研究发现部分患者也与 GERD 相关。严重者可有反复发作的吸入性肺炎，甚至出现肺间质纤维化。

3.并发症

(1)上消化道出血:反流性食管炎患者因食管黏膜糜烂及溃疡可以导致上消化道出血,临床表现可有呕血和/或黑便及不同程度的缺铁性贫血。

(2)食管狭窄:食管炎反复发作致使纤维组织增生,最终导致瘢痕狭窄。

(3)巴雷特食管:巴雷特食管内镜下的表现为正常呈现均匀粉红带灰白的食管黏膜出现胃黏膜的橘红色,分布可为环形、舌形或岛状。巴雷特食管可发生在反流性食管炎的基础上,亦可不伴有反流性食管炎。巴雷特食管是食管腺癌的癌前病变,其腺癌的发生率较正常人高30～50倍。

(二)辅助检查

1.内镜检查

内镜检查是诊断反流性食管炎的最准确的方法,发现糜烂性病灶的诊断特异性为90%～95%,并能判断反流性食管炎的严重程度和有无并发症,结合活检可与其他原因引起的食管炎和其他食管病变(如食管癌等)相鉴别。内镜下无反流性食管炎不能排除GERD。根据内镜下所见食管黏膜的损害程度进行反流性食管炎的分级,有利于病情判断及指导治疗。目前多采用的洛杉矶分级法分以下几级。

(1)正常:食管黏膜没有破损。

(2)A级:1个或1个以上食管黏膜破损,长径<5 mm。

(3)B级:1个或1个以上黏膜破损,长径>5 mm,但没有融合性病变。

(4)C级:黏膜破损有融合,但<75%的食管周径。

(5)D级:黏膜破损融合,≥75%的食管周径。

2.24小时食管pH监测

24小时食管pH监测是诊断GERD的重要检查方法。应用便携式pH记录仪在生理状态下对患者进行24小时食管pH连续监测,可提供食管是否存在过度酸反流的客观证据,并了解酸反流的程度及其与症状发生的关系。常用的观察指标包括24小时内pH<4的总百分时间、pH<4的次数、持续5分钟以上的反流次数及最长反流时间等指标。但要注意在行该项检查前3天应停用抑酸药与促胃肠动力药。

3.食管吞钡X线检查

该检查对诊断反流性食管炎的敏感性不高,对不愿接受或不能耐受内镜检查者行该检查,其目的主要是排除食管癌等其他食管疾病。严重的反流性食管炎可发现阳性X线征。

4.食管滴酸试验

在滴酸过程中,出现胸骨后疼痛或胃灼热的患者为阳性,且多在滴酸的最初15分钟内出现。

5.食管测压检查

可测定 LES 的长度和部位、LES 压、LES 松弛压、食管体部压力及食管上括约肌压力等。LES 静息压为 1.3～4.0 kPa,如 LES 压<0.8 kPa 易导致反流。当 GERD 内科治疗效果不好时可作为辅助性诊断方法。

五、诊断与鉴别诊断

(一)诊断

GERD 的诊断是基于以下 3 点。①有反流症状;②内镜下可能有反流性食管炎的表现;③食管过度酸反流的客观证据。

如患者有典型的胃灼热和反酸症状,可作出 GERD 的初步临床诊断。内镜检查如发现有反流性食管炎并能排除其他原因引起的食管病变,本病的诊断可成立。对有典型症状而内镜检查阴性者,行 24 小时食管 pH 监测,如证实有食管过度酸反流,则诊断成立。

(二)鉴别诊断

(1)内镜下食管炎应与真菌性食管炎、药物性食管炎相鉴别。

(2)以胸痛为主要症状的应与冠心病相鉴别。

(3)吞咽困难应考虑是否有食管癌、贲门失弛缓症。

(4)非典型症状患者应排除原发性咽喉及肺部疾病。

六、治疗方案

GERD 治疗的主要目标是缓解症状、改善患者健康相关的生活质量、治愈食管炎、预防症状复发,以及防止或治疗 GERD 相关的并发症。

(一)一般治疗

改变生活方式是 GERD 治疗的一部分。

(1)超重和肥胖患者应控制体重,少食多餐,避免吃夜宵,避免触发因素,采用睡眠定位装置。

(2)有 LES 结构受损或功能异常的患者,白天进餐后不宜立即卧床;为了减少卧位及夜间反流,睡前 2 小时内不宜进食,可将床头抬高 15～20 cm。

(3)注意减少引起腹压增高的因素,如肥胖、便秘、紧束腰带等;应避免进食使 LES 压降低的食物,如高脂肪、巧克力、咖啡、浓茶等;避免应用降低 LES 压的药物及引起胃排空延迟的药物,如硝酸甘油、钙通道阻滞剂及抗胆碱药等。

(4)戒烟及禁酒。

(二)内镜下治疗及手术治疗

1.内镜下治疗

目前用于 GERD 的内镜下治疗手段主要分为射频治疗、注射或置入技术和内镜腔内胃食管成形术 3 类。其中射频治疗和经口不切开胃底折叠术是近年来研究的热点。射频治疗的长期有效性仍需进一步的研究证实。

2.抗反流手术治疗

抗反流手术是不同术式的胃底折叠术,目的是阻止胃内容反流入食管。抗反流手术的疗效与质子泵抑制剂(proton pump inhibitor,PPI)相当,但术后有一定的并发症。因此,对于那些需要长期使用大剂量 PPI 维持治疗的患者,可以根据患者的意愿来决定抗反流手术。对确诊由反流引起的严重呼吸道疾病的患者,PPI 疗效欠佳者,可考虑抗反流手术。不建议对非酸反流者行手术治疗。

(三)药物治疗

治疗的主要目标是缓解症状、改善患者健康相关的生活质量、治愈食管炎、预防症状复发,以及防止或治疗 GERD 相关的并发症。

1.抑酸药

抑酸药可有效降低损伤因素的作用,是目前治疗 GERD 的主要措施。

(1)PPI:对初次接受治疗的患者或有食管炎的患者宜以 PPI 治疗,以求迅速控制症状、治愈食管炎。

PPI 能够特异性和非竞争性地作用于 H^+/K^+-ATP 酶,阻断各种原因所致的壁细胞泌酸的共同最终环节,具有强力的抑酸作用,抑制胃酸分泌。通过降低胃酸分泌,提高反流物的 pH,进而降低对食管黏膜的损伤,用于反流性食管炎。PPI 的抑酸作用强,疗效优于组胺 H_2 受体拮抗剂,适用于症状重、有严重食管炎的患者。一般按治疗消化性溃疡的常规用量,在餐前 30~60 分钟服用,疗程至少 8 周。对个别疗效不佳者可加倍剂量或与促胃肠动力药联合使用,并适当延长疗程。合并食管裂孔疝的 GERD 患者及重度食管炎患者,PPI 的剂量通常需要加倍。PPI 停药后症状复发、重度食管炎患者通常需要 PPI 长程维持治疗。非糜烂性反流病及轻度食管炎患者可采用按需治疗,PPI 为首选药物,抗酸药也是可选药物。

常用的 PPI 包括奥美拉唑、兰索拉唑、泮托拉唑、雷贝拉唑、埃索美拉唑。奥美拉唑为一线治疗药物,口服 20～40 mg/d,4～6 周可治愈,并可显著降低食管内酸度。兰索拉唑口服 30 mg/d 与奥美拉唑 20 mg/d 的疗效相同,但在缓解症状方面优于奥美拉唑。泮托拉唑口服 40 mg/d 与奥美拉唑 20 mg/d 的疗效相似。雷贝拉唑口服 20 mg/d 与奥美拉唑 20 mg/d 的疗效相似,抑酸作用要比奥美拉唑强,口服 20 mg/d 对白天或夜间发生的严重(甚至非常严重)胃灼热症状的缓解作用要优于奥美拉唑 40 mg/d,能在服药后 24 小时即有非常显著的持续抑酸效果,已成为国内对 GERD 症状控制按需治疗的 PPI。埃索美拉唑口服 40 mg/d 的愈合率要比奥美拉唑高,具有更快、更强、更持久的抑酸能力。

尽管 PPI 的抑酸能力强,仍有部分患者经标准剂量的 PPI 治疗后症状不能缓解。可能的原因有:①患者的依从性差,服药不正规;②个体差异;③存在夜间酸突破;④内脏高敏感;⑤有非酸反流。治疗这些难治性 GERD 的方法包括调整 PPI 的用法、规范对患者的教育及提高非酸反流的监测手段,进行食管阻抗-Hp 监测及内镜检查等进行评估,若反流监测提示难治性 GERD 患者仍存在与症状相关的酸反流,可在权衡利弊后行外科手术治疗或加用抗一过性 LES 松弛治疗。夜间酸突破是 GERD 治疗中的一个难点,是指在每天早、晚餐前服用 PPI 治疗的情况下,夜间胃内 pH<4 的持续时间>1 小时。常用的解决方法包括调整 PPI 的用量、睡前加用组胺 H_2 受体拮抗剂等。

胃肠道反应为 PPI 最常见的不良反应,主要表现为腹痛、腹泻、便秘、恶心、呕吐等。长期大剂量使用 PPI 会导致多种严重的不良反应,如引起低镁血症、骨折、难辨梭菌感染、肺炎、胃癌风险、肌病和横纹肌溶解症等,并影响氯吡格雷等药物的治疗安全性。长期使用 PPI 会抑制机体对钙的吸收,从而干扰骨代谢,导致骨质疏松症或骨折,对老年患者尤其明显。PPI 长期使用可以增加艰难梭状芽孢杆菌感染的风险。

PPI 可导致某些药物的吸收减弱,如灰黄霉素、维生素 B_{12}、铁盐等。西方国家早期研究认为 PPI 与抗血小板药联用增加心血管事件发生率,我国尚无高质量研究。

(2)组胺 H_2 受体拮抗剂:H_2 受体拮抗剂能选择性地拮抗壁细胞膜上的 H_2 受体,减少 24 小时胃酸分泌的 50%～70%,但不能有效抑制进食刺激引起的胃酸分泌,因此适用于轻、中症患者。可按治疗消化性溃疡的常规用量,分次服用,疗程 8～12 周。增加剂量可提高疗效,同时亦增加不良反应。H_2 受体拮抗剂包括西咪替丁、雷尼替丁、法莫替丁、尼扎替丁等。

2.促胃肠动力药

如多潘立酮、莫沙必利、伊托必利等。这类药物可能通过增加 LES 压力、改善食管蠕动功能、促进胃排空,从而减少胃内容物食管反流及其在食管的暴露时间。由于这类药物的疗效有限且不确定,因此只适用于轻症患者,或作为与抑酸药合用的辅助治疗。

3.抗酸药

抗酸药仅用于症状轻、间歇发作的患者作为临时缓解症状用。每周少于 2 次发生的不频繁胃灼热可用抗酸药或藻酸盐与抗酸药合用暂时缓解症状,每周 1 次或更少次地服用。

(四)维持治疗

GERD 具有慢性复发倾向,为减少症状复发,防止食管炎复发引起的并发症,可给予维持治疗。停药后很快复发且症状持续者往往需要长程维持治疗;有食管炎并发症如食管溃疡、食管狭窄、巴雷特食管者需要长程维持治疗。PPI 和组胺 H_2 受体拮抗剂均可用于维持治疗,PPI 的效果更优。维持治疗的剂量因患者而异,以调整至患者无症状的最低剂量为适宜剂量;对无食管炎的患者也可考虑采用按需维持治疗,即有症状时用药,症状消失时停药。

七、药学监护要点

PPI 是治疗 GERD 的首选药物,并将 8 周常规剂量的 PPI 作为初始治疗方案。PPI 初始治疗应 1 次/天,早餐前服用。1 次/天效果欠佳者,尤其对夜间症状者,可改为 2 次/天。对 PPI 反应欠佳者,增加剂量或改为 2 次/天或换用其他种类的 PPI 可改善症状。

H_2 受体拮抗剂适用于轻中度 GERD 的治疗。但症状缓解时间短,服药 4 周后大部分患者出现药物耐受,导致疗效不佳。

经初始治疗 8 周,通常需采取维持治疗,方法有减量维持、间歇维持、按需治疗 3 种。关于采用哪种方法,需要根据患者症状及食管炎分级来选择药物及剂量。减量维持:减量使用 PPI,每天 1 次,以维持症状持久缓解,预防食管炎复发;间歇治疗:PPI 剂量不变,通常隔天服药,3 天 1 次或周末疗法,因间隔时间过长,抑酸效果较差,不提倡使用;按需治疗:仅在出现症状时用药症状消失后即停药。

在 GERD 治疗中,对 PPI 治疗依从性差的患者并不少见,因此,对所有 PPI 治疗失败的患者在进一步检查前都应做依从性评估,并优化 PPI 使用。在药物的选择方面,抑酸强度高、个体间代谢速率差异小的 PPI 是优选。

GERD 者若单用抑酸药物效果不理想,可考虑联用促胃肠动力药。

在常规剂量 PPI 基础上,加用 H_2 受体拮抗剂能改善部分难治性胃食管反流或夜间酸反流的症状。

第三节　食管感染性疾病

食管感染性疾病在普通人群中比较少见,多见于免疫缺陷人群中。Ⅰ型单纯疱疹病毒、巨细胞病毒、白念珠菌是最常见的 3 种病原体。主要表现为不同程度的吞咽痛,常可伴吞咽困难、体重下降、消化道出血等,部分患者可无明显症状。一般预后良好,如治疗不及时,可引发并发症。

一、危险因素与病原体

(一)食管感染的常见危险因素

食管感染的常见危险因素包括:①恶性肿瘤,接受放射治疗(简称放疗)或抗肿瘤药物治疗者;②器官移植、接受免疫抑制剂治疗;③人类免疫缺陷病毒感染或先天性免疫功能缺陷患者;④某些慢性病,如糖尿病或再生障碍性贫血;⑤长期广谱抗生素或类固醇激素使用;⑥反流性食管炎,食管黏膜有明显糜烂或溃疡者;⑦酗酒;⑧年龄。

(二)食管感染的常见病原体

1.真菌性食管炎

最常见的真菌是白念珠菌。白念珠菌是咽喉部的共生菌,在某些诱发因素下,如免疫抑制、糖尿病、大量使用抗生素等,可成为致病菌引发食管炎。患者通常没有明显症状。

2.病毒性食管炎

Ⅰ型单纯疱疹病毒、水痘-带状疱疹病毒、巨细胞病毒、人乳头瘤病毒(human papilloma virus,HPV)和疱疹病毒 4 型等均可引发,以Ⅰ型单纯疱疹病毒及巨细胞病毒最常见,在食管感染性疾病中仅次于白念珠菌。Ⅰ型单纯疱疹病毒及巨细胞病毒感染主要见于免疫缺陷患者,其中Ⅰ型单纯疱疹病毒感染亦可见于部分免疫功能正常的患者中,如胃食管反流或食管医疗器械操作损伤食管黏膜。HPV感染可无明显症状,是食管鳞状细胞癌的危险因素之一。

3.细菌性食管炎

细菌性食管炎通常发生于免疫抑制宿主,常见病原体有乳酸菌和β-溶血性链球菌。在严重的粒细胞缺乏和肿瘤患者中,因患者可合并其他病原体如病毒和真菌感染,细菌感染经常会被忽视。

4.其他病原体

如梅毒性食管炎,又称食管梅毒,由梅毒螺旋体感染引起,极为罕见。

二、临床表现

(一)食管表现

吞咽痛或吞咽困难、咽喉部异物感、自发性胸骨后疼痛或烧灼感、舌或咽喉部白斑或溃疡。

(二)口腔损害

口腔损害通常也能为食管炎诊断提供依据,特别是在艾滋病患者中,鹅口疮可见于大部分患有食管念珠菌病的艾滋病患者;口咽部疱疹或溃疡很可能提示伴随食管疱疹病毒感染或阿弗他溃疡。

(三)全身表现

体重下降和胃肠道出血等,也有表现为发热、恶心、呕吐或腹痛,经内镜检查证实有食管炎症。

(四)并发症表现

如食管狭窄、食管支气管窦道形成、食管穿孔等。

三、辅助检查

(一)影像学检查

影像学检查有助于感染性食管炎的诊断,但诊断价值有限。

部分患者X线吞钡检查可为正常表现,或为非特异的异常如斑块、溃疡、瘘或肿块等。不同病原体引起的食管感染在X线中的表现可相对特异,如黏膜呈长绒毛状提示念珠菌感染;无数小火山形小溃疡可提示疱疹病毒感染;线性深溃疡则提示巨细胞病毒或人类免疫缺陷病毒感染。

CT 扫描可以反映食管炎患者的食管壁厚度。放射学检查主要可以作为不适用内镜检查患者的协助诊断。

(二)内镜检查

内镜检查对于感染性食管炎的诊断非常重要。

1.念珠菌性食管炎

念珠菌性食管炎可见充血和散在的黏附紧密的黄白色斑,内含微生物、炎症细胞与黏膜坏死组织,周围可有红斑水肿表现。损伤多位于远端 1/3 食管,可进展至线性融合、大片融合斑块、溃疡、管腔狭窄和坏死、食管穿孔。确诊依赖内镜下直接刷取和活检。

2.疱疹病毒食管炎

疱疹病毒食管炎起初表现为无数疱疹,以后表现为很多小的火山样浅溃疡(通常＜2 cm),由疱疹破溃形成。病变主要累及食管下半部分,亦可累及全食管甚至胃。确诊应在内镜检查时做刷拭、活检和病毒培养或聚合酶链反应技术检测病毒核酸。

3.巨细胞病毒食管炎

巨细胞病毒食管炎出现大而深的线性溃疡(通常＞2 cm),单独或多发,位于食管中远端,溃疡边缘清晰,溃疡之间的黏膜相对正常。组织病理学是最可信的诊断方法,从溃疡边缘和基底部取黏膜和黏膜下标本行常规苏木精-伊红,可发现肿大内皮细胞和成纤维细胞含有大的、致密的核内包涵体。

4.疱疹病毒 4 型食管炎

疱疹病毒 4 型食管炎见广泛性溃疡,累及食管上中 1/3,在食管组织中行聚合酶链式反应可检出疱疹病毒 4 型 DNA。

5.HPV 感染

HPV 感染相关病变常位于中下端食管,表现为红色斑点、白色斑点、结节状或分叶状隆起。活检后组织病理学检测及免疫组织化学染色可帮助诊断。

四、诊断与鉴别诊断

详细的病史询问、体格检查及咽拭子检查等可基本诊断疾病。确诊需要内镜检查和相应的刷拭、活检和病原体培养等。

需与以下疾病鉴别:GERD、贲门失弛缓症、食管白斑、食管癌、裂孔疝、食管良性肿瘤和食管内异物等。

五、药物治疗

(一)针对病原体的特定治疗

1.抗真菌药物

氟康唑是治疗念珠菌属感染的首选药物,但耐药现象普遍,也可选择伊曲康唑、伏立康唑、泊沙康唑、两性霉素 B、卡泊芬净和阿尼芬净等。

2.抗病毒药物

可选择阿昔洛韦、更昔洛韦、万乃洛韦和伐昔洛韦等,其中阿昔洛韦和更昔洛韦是具有高度活性的广谱抗病毒药物,对病毒性食管炎尤其巨细胞病毒食管炎疗效明显。

3.激素和免疫调节剂

泼尼松和沙利度胺对人类免疫缺陷病毒患者的口腔和食管阿弗他溃疡治疗有效。

(二)根据基础疾病及免疫抑制程度给予个体化治疗

1.疱疹病毒食管炎

轻型无须抗病毒药物治疗,若症状持久,可试用阿糖腺苷静脉注射,如存在疱疹病毒口腔炎或唇炎,或食管症状很严重时,需要静脉使用阿昔洛韦,每 8 小时 1 次,每次 5 mg/kg;或口服阿昔洛韦,每天 4 次,每次 800 mg,多在 1 周内起效,但大的溃疡愈合及被覆上皮修复则需要较长时间,疗程可延长至 2~3 周或更长时间。

2.伴有免疫缺陷的巨细胞病毒食管感染

静脉滴注更昔洛韦,每天 1 次或 2 次,每次 5 mg/kg,疗程 10~14 天;或静脉注射膦甲酸钠,每 8 或 12 小时 1 次,每次 90 mg/kg,疗程持续至溃疡愈合。

3.非艾滋病患者的食管念珠菌病

可口服制霉菌素或克霉唑片剂口内融化,如患者发热且中性粒细胞计数减少(<1 000 个/微升),经验性抗真菌药应足量全身用药。

4.同种异体骨髓移植受体

如果移植前存在中性粒细胞计数减少,需预防性应用抗病毒治疗直到移植物移入。食管感染通常发生于移植完成约 6 周后,此时如果中性粒细胞计数尚处于正常范围,该类人群中巨细胞病毒和疱疹病毒感染几乎和念珠菌属一样常见,治疗药物依据病原诊断结果选择。

5.实体器官移植受体

食管炎的治疗应取决于内镜下表现和病原。真菌感染比较常见,治疗药物可选唑类、棘白菌素类或两性霉素 B 类,必要时可以联合用药。需注意抗真菌药物与免疫抑制剂的药物间相互作用,如氟康唑或伊曲康唑可能导致他克莫司和环孢素血药浓度升高,故需监测后者的血药水平。

6.HPV 感染

小病灶无须特殊治疗,较大的病变可行内镜下切除。

第四节 食 管 癌

食管癌是主要起源于食管鳞状上皮和柱状上皮的恶性肿瘤,其中,食管鳞癌约占 90%,食管腺癌约占 10%,罕见有平滑肌肉瘤、黑色素瘤、淋巴瘤、浆细胞瘤及转移癌等。我国是食管癌的高发区,也是食管癌病死率最高的国家之一,据统计,有19 个县市年病死率超过 100/10 万人以上,年病死率最高者达 303.4/10 万人。食管癌最典型的临床表现为进行性吞咽困难。

一、流行病学

本病发病情况在不同国家和地区相差悬殊,同一国家的不同地方或不同民族之间也有明显差异。高发地区和低发地区的发病率可相差 60 倍,我国食管鳞癌新发病例数约占世界新发鳞癌总数的 53%,腺癌则占世界的 18%,我国食管癌发病数和死亡数均占世界同期的约 49%,农村发病率与病死率年龄标化后两者差距超过 2 倍。近年来,城市的食管癌病死率下降了 29.2%,男性食管癌发病率与病死率仍高于女性,男女比例接近 2∶1。

二、病因和发病机制

本病的确切病因尚未完全清楚,但某些理化因素的长期刺激和食物中致癌物质,尤其是硝酸盐类物质过多是食管癌的重要病因,同时食物中微量元素和矿物质的缺乏、酗酒、抽烟、基因突变、遗传因素等也可能参与本病发生。

(一)饮食和生活方式

真菌霉素的致癌作用早为人们所注意。镰刀菌、白地霉菌、黄曲霉菌和黑曲霉菌等真菌不但能将硝酸盐还原成亚硝酸盐,还能增加亚硝胺的合成。维生素A、维生素E、维生素C等缺乏可加强硝酸盐类物质的致癌作用。

1.吸烟和饮酒因素

吸烟、饮酒是食管鳞癌明确的危险因素。

2.口腔卫生因素

口腔卫生条件差,增加罹患食管鳞癌的风险。

(二)遗传背景

我国食管癌的发病有明显的家族聚集现象,这与人群的易感性与环境条件有关。已发现,高发区内与家族共同生活20年以上的食管癌患者占1/2。在某些癌症高发家族中,常有抑癌基因,如$p53$基因的点突变或等位基因的杂合性丢失,在这类人群中,如有后天因素引起另一条等位基因的突变,使抑癌基因失活而形成肿瘤。

(三)感染因素

HPV感染是一些食管癌高发区的重要致病因素,尤其是HPV-16与食管鳞癌发生呈正相关,HPV感染者罹患食管鳞癌的风险比常人升高近3倍。

(四)其他因素

巴雷特食管指食管下段的复层扁平上皮被化生的单层柱状上皮所替代的一种病理现象,可伴有肠上皮化生,巴雷特食管相关异型增生则是腺癌的癌前病变。贲门失弛缓症患者进展为食管鳞癌的风险是正常人的16～33倍。

三、病理

食管癌可发生在下咽部到食管-胃接合部之间的食管任何部位。我国统计资料显示,以食管中段最多,占52.7％～63.3％,下段次之,占25.0％～38.9％,上段最少。

(一)临床病理分期

食管癌的临床病理分期对治疗方案的选择及疗效评定有重要意义。

1.早期食管癌及癌前病变的内镜下分型

早期食管癌及癌前病变的内镜下分型见表2-1。

2.早期食管癌病变的层次分类

早期食管癌病变的层次分类见表2-2。

表 2-1 早期食管癌及癌前病变的内镜下分型

Type0 分型	分类	病变层次
0～Ⅰ型隆起型病变	0～Ⅰp(有蒂型)	隆起高度达 1.0 mm
	0～Ⅰs(无蒂型)	
Ⅱ型平坦型病变	0～Ⅱa(轻微隆起)	
	0～Ⅱb(平坦)	鉴于 0～Ⅰ及 0～Ⅲ型之间
	0～Ⅱc(轻微凹陷)	
0～Ⅲ型凹陷性病变	0～Ⅲ	凹陷深度达 0.5 mm 以上

表 2-2 早期食管癌病变的层次分类

分型	分类	浸润层次
原位癌/重度异性增生	M_1	M_1:病变仅局限于上皮内未突破基底膜
黏膜内癌	M_2	M_2:病变突破基底膜,没润黏膜固有层
	M_3	M_3:病变浸润黏膜肌层
	SM_1	SM_1:病变浸润黏膜下层上 1/3
黏膜下癌	SM_2	SM_2:病变浸润黏膜下层中 1/3
	SM_3	SM_3:病变浸润黏膜下层下 1/3

3.病变内镜下形态与病变层次的关系

黏膜内癌通常表现为 0～Ⅱb 型、0～Ⅱa 型及 0～Ⅱc 型,病灶表面光滑或呈规则的小颗粒状;而黏膜下癌通常为 0～Ⅰ型及 0～Ⅲ型,病灶表面呈不规则粗颗粒状或凹凸不平小结节状。应用上述标准,可初步预测病变所达层次。我国学者将早期食管癌病理形态分为隐伏型(充血型)、糜烂型、斑块型和乳头型,隐伏型多为原位癌;糜烂型大部分为原位癌,部分为早期浸润癌,癌细胞分化较差;斑块型最多见,大部分为早期浸润癌,癌细胞分化较好;乳头型主要为早期浸润癌,癌细胞分化一般较好。

(二)病理形态分型

1.早期食管癌

按其形态可分为隐伏型、糜烂型、斑块型和乳头型。国内有学者对 100 例早期食管癌大体形态做研究后建议,除上述 4 型外,增加表浅糜烂型和表浅隆起型。

显微镜下可见肿瘤侵及黏膜下层或黏膜肌层,包括斑块型、乳头型、表浅糜烂型、表浅隆起型等,其中斑块型是最常见的早期食管癌,约占总数的 1/2。

2.进展期食管癌

可分为髓质型、蕈伞型、溃疡型、缩窄型、腔内型。除上述分型外,临床还常见两型同时存在的混合型,此外,尚有5%无法确定其类型。

(三)组织学分型

鳞状细胞癌最多,约占90%;腺癌较少见,又可分为单纯腺癌、腺鳞癌、黏液表皮样癌和腺样囊性癌等4个亚型;食管上、中段绝大多数为鳞癌,而下段则多为腺癌。

四、食管癌的扩散和转移方式

(一)食管壁内扩散

食管癌旁上皮的底层细胞癌变是肿瘤的表面扩散方式之一。癌细胞还常沿食管固有膜或黏膜下层的淋巴管浸润。

(二)直接浸润邻近器官

食管上段癌可侵入喉部/气管及颈部软组织,甚至侵入甲状腺;中段癌可侵入支气管,形成支气管-食管瘘,也可侵入胸导管、奇静脉、肺门及肺组织,部分可侵入肺动脉,形成食管-主动脉瘘,引起大出血致死;下段癌可累及心包。受累脏器的频度依次为肺和胸膜、气管和支气管、脊柱、心和心包、主动脉、甲状腺及喉等。

(三)淋巴转移

中段癌常转移至食管旁或肺门淋巴结;下段癌常转移至食管旁、贲门旁、胃左动脉及腹腔等淋巴结,偶可至上纵隔及颈部淋巴结。淋巴转移的频度依次为纵隔、腹部、气管及气管旁、肺门及支气管旁。

(四)血行转移

血行转移多见于晚期患者。常见的转移部位依次为肝、肺、骨、肾、肾上腺、胸膜、网膜、胰腺、心、甲状腺和脑等。

五、临床表现

(一)早期症状

在食管癌的早期,局部病灶刺激食管,如炎症、肿瘤浸润、食管黏膜糜烂、表浅溃疡引起食管蠕动异常或痉挛。症状一般较轻,持续时间较短,常反复出现,持续时间可达1～2年。临床表现为胸骨后不适、烧灼感或疼痛,食物通过时局部有异物感或摩擦感,吞咽食物有停滞感或轻度梗阻感。下段癌还可引起剑突下或上腹部不适、呃逆、嗳气。

(二)后期症状

1.吞咽困难

吞咽困难是食管癌的典型症状。吞咽困难在开始时常为间歇性,可以因食物堵塞或局部炎症水肿而加重,也可因肿瘤坏死脱落或炎症消退而减轻。但总趋势呈持续性存在,进行性加重,如出现明显吞咽障碍时,肿瘤常已累及食管周径的 2/3 以上。吞咽困难的程度与食管癌的病理类型有关,缩窄型和髓质型癌较为严重。有约 10% 患者就诊时可无明显吞咽困难。

2.反流

食管癌的浸润和炎症反射性地引起食管腺和唾液腺黏液分泌增加。当肿瘤增生造成食管梗阻时,黏液积存于食管内引起反流,患者可以表现为频繁吐黏液,所吐黏液中可混有食物、血液等,反流还可引起呛咳,甚至吸入性肺炎。

3.疼痛

胸骨后或背部肩胛间区持续性疼痛常提示食管癌已向外浸润,引起食管周围炎、纵隔炎,疼痛也可由肿瘤导致的食管深层溃疡引起;下胸段或贲门部肿瘤引起的疼痛可位于上腹部。

4.其他

肿瘤侵犯大血管,特别是胸主动脉而造成致死性大出血;肿瘤压迫喉返神经可致声音嘶哑,侵犯膈神经可致呃逆;压迫气管或支气管可致气急或干咳等。

(三)体征

早期体征不明显。晚期因患者进食困难,营养状况日趋恶化,患者可出现消瘦、贫血、营养不良、失水和恶病质。当肿瘤有转移时,可有大量腹水形成。

六、辅助检查

(一)影像学检查

1.食管钡餐检查

目前较多指南不推荐使用上消化道钡餐检查进行早期食管鳞癌及癌前病变的诊断。

2.食管 CT 检查

CT 是目前国内在进行食管癌临床分期时应用最为普遍的影像学手段。CT

扫描对食管癌术前 T 分期和 N 分期诊断的准确率超过 70％。对局部淋巴结及腹腔淋巴结转移诊断的敏感性均不如超声内镜。CT 诊断远处转移的敏感性和特异性分别为 52％和 91％。

3.正电子发射计算机断层显像检查

正电子发射计算机断层显像检查敏感性及特异性较低,分别为 57％和 85％。

(二)内镜检查

1.普通白光内镜检查

食管黏膜病灶有以下几种状态。①红区;②糜烂灶;③斑块;④结节;⑤黏膜粗糙;⑥局部黏膜上皮增厚的病灶。内镜医师应提高对上述特征的认识,在检查时注意观察黏膜的细微变化,锁定可疑区域是开展后续精查的基础。

2.色素内镜检查

将各种染料散布或喷洒在食管黏膜表面后,使病灶与正常黏膜在颜色上形成鲜明对比,更清晰的显示病灶范围,并指导指示性活检。色素内镜检查:①碘染色;②甲苯胺蓝染色;③联合染色:如碘液-甲苯胺蓝染色法和碘液-亚甲蓝染色法对早期食管鳞癌及癌前病变检出的准确率高于单一碘染色,且对病变浸润程度评估也有一定价值。

3.电子染色内镜检查

通过特殊的光学处理实现对食管黏膜的电子染色,比白光内镜能更清楚显示黏膜表面结构、微血管形态及病变范围,又可弥补色素内镜的染色剂不良反应及染色耗时长等不足。

窄带成像技术已广泛应用于临床,其对早期食管癌的诊断价值已得到公认。窄带成像技术在食管鳞癌筛查方面较普通白光内镜有明显优势。利用窄带成像技术结合放大内镜观察食管上皮乳头内毛细血管襻和黏膜微细结构有助于更好地区分病变与正常黏膜及评估病变浸润深度,已成为早期食管癌内镜精查的重要手段。智能电子分光技术将白光分解成不同波段,可进行多达 50 种光谱组合,从而获得不同黏膜病变的最佳图像,能较清晰显示上皮乳头内毛细血管襻,可作为碘染色的重要补充。

4.放大内镜检查

放大内镜有利于观察组织表面显微结构和黏膜微血管网形态特征的细微变化,尤其在与电子染色内镜相结合时,其对黏膜特征显示更为清楚,可提高早期食管癌诊断的准确性,指导治疗方式的选择。

5.共聚焦激光显微内镜检查

共聚焦激光显微内镜可将组织放大至 1 000 倍,从微观角度显示细胞及亚细胞结构,在无须活检的情况下即可从组织学层面区分病变与非病变区域,实现"光学活检"的效果。

6.蓝激光内窥系统检查

蓝激光内窥系统可提供 4 种观察模式,为消化道疾病的诊疗提供全面的观察方法。

7.超声内镜检查

超声内镜下早期食管癌的典型表现为局限于黏膜层且不超过黏膜下层的低回声病灶。可清楚显示食管壁层次结构的改变、食管癌浸润深度及病变与邻近器官的关系,分期准确性可达 74%～86%,但对浸润深度诊断的准确性易受病变大小及部位影响。

七、诊断与鉴别诊断

(一)诊断

依据临床表现和辅助检查,典型的食管癌诊断并无很大困难,但早期食管癌的诊断常因患者缺乏明显症状而延误。对食管癌高发区的高危人群作普查是一项发现早期食管癌、降低食管癌相关死亡率的重要工作。各种内镜特别是超声内镜结合病理检查对早期食管癌的诊断价值最大。

(二)鉴别诊断

1.贲门失弛缓症

吞咽困难也是本病的明显症状之一,但其达到一定程度后即不再加重,情绪波动可诱发症状的发作。食管钡餐检查时,可见食管下端呈光滑的漏斗状或鸟嘴状狭窄;食管测压对本病的诊断有重要价值。

2.食管良性狭窄

食管良性狭窄可由误吞腐蚀剂、食管灼伤、异物损伤、慢性溃疡引起的瘢痕所致,食管钡餐检查可见食管狭窄、黏膜消失、管壁僵硬,狭窄与正常食管段逐渐过渡。内镜加直视下活检可明确诊断。

3.食管良性肿瘤

食管良性肿瘤主要为少见的平滑肌瘤。吞咽困难较轻,进展慢,病程长。食管钡餐、内镜及超声内镜检查有助于诊断。

4.食管周围器官病变

如纵隔肿瘤、主动脉瘤、甲状腺肿大、心脏增大等均可造成食管不同程度的狭窄,食管钡餐等检查有助于鉴别。

5.癔症球

癔症球又称梅核气。多见于青年女性,时有咽部异物感,但对进食无妨碍,其发病常与精神因素有关。

八、治疗

食管癌的治疗方法主要为外科手术治疗,以及包括放疗、化学治疗(简称化疗)、经内镜治疗等在内的非手术治疗,目前,还推崇手术与放疗、化疗相结合的综合治疗方法。

(一)内镜下切除治疗

与传统外科手术相比,早期食管癌及癌前病变的内镜下切除具有创伤小、并发症少、恢复快、费用低等优点,且二者疗效相当,5 年生存率可达 95% 以上。原则上,无淋巴结转移或淋巴结转移风险极低、残留和复发风险低的病变均适合进行内镜下切除。早期食管癌常用的内镜切除技术主要包括内镜下黏膜切除术、内镜下黏膜剥离术等。

早期食管癌和癌前病变内镜下切除的绝对适应证:①病变局限在上皮层或黏膜固有层;②食管黏膜重度异型增生。

早期食管癌和癌前病变内镜下切除的相对适应证:①病变浸润黏膜肌层或黏膜下浅层,未发现淋巴结转移证据;②范围>3/4 环周、切除后狭窄风险大的病变可视为内镜下切除的相对适应证,但应向患者充分告知术后狭窄等风险。

早期食管癌和癌前病变内镜下切除的绝对禁忌证:①明确发生淋巴结转移的病变;②若术前判断病变浸润至黏膜下深层,有相当比例患者内镜下切除无法根治,原则上应行外科手术治疗;③一般情况差、无法耐受内镜手术者。

早期食管癌和癌前病变内镜下切除的相对禁忌证:①非抬举征阳性;②伴发凝血功能障碍及服用抗凝剂者,在凝血功能纠正前不宜手术;③术前判断病变浸润至黏膜下深层,患者拒绝或不适合外科手术者。

(二)手术

手术切除是食管癌治疗的首选方法。

1.手术适应证

(1)国际抗癌联盟分期中的 0 期、Ⅰ 期、Ⅱa 期、Ⅱb 期及 Ⅲ 期中的 T_3、N_1、M_0。

(2)非手术治疗无效或复发病例,尚无局部明显外侵或远隔转移征象。

2.手术禁忌证

(1)Ⅲ期中 T_4 任何 N、M_0 及Ⅳ期。

(2)恶病质。

(3)有心脏、肺等脏器功能不全者。影响手术治疗预后的因素有切除是否彻底、癌的分期、有无淋巴结转移及肿瘤外侵程度等。早期食管癌的手术切除率为100%,手术死亡率为 0~2.9%,5 年和 10 年生存率分别可达 90% 和 60%。

(三)放疗

由于食管癌主要是鳞癌,对放疗较敏感。放疗的适应证较外科手术为宽,早、中期患者如因病变部位高而不愿手术,或因有手术禁忌证而不能手术者均可作放疗。对晚期患者,即使已有左锁骨上淋巴结转移者也应尽量做姑息治疗,但已穿孔或有腹腔淋巴结、肝、肺或骨的广泛转移时,则不宜再做放疗。放疗最常见的反应和并发症为放射性食管炎、气管炎、食管穿孔、食管-气管瘘和出血。放疗中食管穿孔、食管-气管瘘和出血大多为肿瘤外侵、放疗后退缩所致,并非超量放射损伤。

(四)化疗

化疗通常用于不能手术或放疗的晚期病例,其疗效虽仍不满意,但对于预防和治疗食管癌的全身转移,化疗是目前唯一确切有效的方法,因此化疗在食管癌的治疗中占有重要位置。单药化疗有效率在 6%~37%,联合化疗的有效率在10%~86%。

(五)综合治疗

食管癌的综合治疗主要有 4 种形式:术前或术后放疗,化疗后手术,化疗加放疗后再手术,放疗加化疗。资料表明,到目前为止,术前加化放疗的疗效最显著,其手术切除率达 49%~91%,5 年生存率达 34%。有关研究的病例数均较少,随访时间也较短,其疗效有待进一步的研究。

九、预防

(1)改变不良饮食习惯,不吃霉变食物,少吃或不吃酸菜。

（2）改良水质，减少饮水中亚硝酸盐含量。

（3）推广微量元素肥料，纠正土壤缺乏硒、钼等元素的状况。

（4）积极治疗反流性食管炎、贲门失弛缓症、巴雷特食管等与食管癌相关的疾病，同时积极应用维生素 E、维生素 C、维生素 B_2、叶酸等治疗食管上皮增生以阻断癌变过程。

（5）易感人群监测，普及防癌知识，提高防癌意识。

第三章　胃部疾病

第一节　消化性溃疡

一、定义与流行病学

消化性溃疡指胃肠道黏膜被胃酸和胃蛋白酶消化而发生的溃疡，一般指常见的胃溃疡和十二指肠溃疡。与糜烂不同的是，溃疡的黏膜损伤超过黏膜肌层。

消化性溃疡是全球多发病、常见病，在不同国家、地区的发病率有所不同。本病可见于任何年龄，以中年最为常见，男性的发病率高于女性。胃溃疡和十二指肠溃疡在好发年龄上有所不同，胃溃疡多见于中老年，而十二指肠溃疡则多见于青壮年。临床上，十二指肠溃疡比胃溃疡多见。发作具有季节性，秋冬和冬春之交是高发季节。

二、病因与发病机制

一般认为，消化性溃疡的发生是多种因素参与所致。目前认为，最常见的病因是幽门螺杆菌（*Helicobacter pylori*，Hp）感染和服用非甾体抗炎药。

（一）Hp 感染

临床研究和观察发现，消化性溃疡患者胃黏膜中检出 Hp 的比例显著高于普通人群。其中十二指肠溃疡患者的 Hp 检出率高达 $95\%\sim100\%$；胃溃疡患者的 Hp 检出率差别较大，一般为 $80\%\sim90\%$。根除 Hp 可促进溃疡愈合和降低溃疡复发率。上述证据表明 Hp 感染与消化性溃疡的发生密切相关。

Hp 感染致溃疡的确切机制尚未完全阐明。一般认为 Hp 凭借其鞭毛运动穿透黏液层，一般胃窦的 Hp 数量较多。Hp 可通过尿素酶分解尿素产生氨，在菌体周围形成"氨云"，抵御胃酸。此外，Hp 可产生细胞毒素，如空泡毒素 A、细胞毒素相关蛋白 A 等。在毒力因子作用下,Hp 在胃上皮定植,引起黏膜炎症、继发机体免疫反应、削弱局部黏膜的防御功能等造成胃十二指肠黏膜损害和溃疡形成。Hp 感染还可引起高胃泌素血症,使胃酸和胃蛋白酶分泌升高,引起胃黏膜损伤。

(二)非甾体抗炎药

一些药物对胃黏膜上皮细胞有损伤作用,特别是非甾体抗炎药,如阿司匹林、吲哚美辛等。长期服用非甾体抗炎药的患者发生消化性溃疡及其并发症(如出血、穿孔等)的风险明显高于普通人群。随着非甾体抗炎药的应用广泛,其相关性溃疡和溃疡出血的发病率不断上升,其诱发消化性溃疡的风险除与患者的年龄、有无溃疡病史、药物剂量和疗程有关外,还与是否合并 Hp 感染及合用糖皮质激素等因素有关。非甾体抗炎药导致溃疡的可能机制为其可抑制花生四烯酸代谢过程中的关键酶-环氧合酶的活性,从而抑制内源性前列腺素的合成与分泌,削弱黏膜的防御功能。此外,非甾体抗炎药是弱脂溶性药物,损伤胃黏膜屏障,直接损伤黏膜。

(三)胃酸和胃蛋白酶

胃酸和胃蛋白酶是胃液的主要成分,胃蛋白酶的活性在酸性环境中才能发挥作用。研究发现,无酸情况下很少发生消化性溃疡,而抑制胃酸分泌的药物可促进溃疡愈合,因此胃酸是溃疡发生的决定因素。胃酸和胃蛋白酶对黏膜的自身消化与消化性溃疡的最终形成有关。

(四)其他因素

1.遗传

随着 Hp 在消化性疡发病中的重要作用被认识,遗传因素在消化性溃疡形成中的作用已受到挑战,如既往认为的消化性溃疡的家庭聚集现象可能主要是因为 Hp 在家庭内传播。但不能完全否定遗传因素的作用,其具体机制有待于进一步研究。

2.吸烟

吸烟可增加溃疡发生率,影响溃疡愈合和促进溃疡复发。吸烟影响溃疡形成和愈合的确切机制不明,推测可能与吸烟增加胃酸和胃蛋白酶分泌等因素有关。

3.应激和心理

急性应激可引起应激性溃疡已是共识。一般认为精神因素、社会环境、工作因素和心理因素与消化性溃疡的发生有关。

4.胃、十二指肠运动异常

胃排空过快易使十二指肠球部酸负荷加大,而胃排空过慢则会增加十二指肠胃反流。

5.其他

有些因素可能与消化性溃疡相关,如饮食、病毒感染等。

三、特殊类型溃疡

(一)复合溃疡

当胃和十二指肠同时存在溃疡时称为复合溃疡,约占全部消化性溃疡的5%。一般认为,伴随十二指肠溃疡出现的胃溃疡的恶性概率相对较低。

(二)幽门管溃疡

幽门管位于胃的远端,长约 2 cm,与十二指肠交界。幽门管溃疡引起的疼痛常缺乏节律性,以进食后上腹部疼痛多见,对抗酸药治疗的反应差,且容易发生幽门梗阻。

(三)十二指肠球后溃疡

十二指肠球后溃疡占十二指肠溃疡的 1%～3%。十二指肠球后溃疡多发生于十二指肠乳头近侧,其临床表现多具有十二指肠溃疡的临床特点,但夜间上腹部疼痛和背部放射痛更常见,较易并发出血,对药物治疗反应较差。

(四)无症状性溃疡

15%～35%的消化性溃疡无任何症状,多因其他疾病做内镜或 X 线钡餐检查时发现,可见于任何年龄,但以老年人为多见。

(五)老年人消化性溃疡

近来研究发现消化性溃疡患者老年人的比率呈增高趋势。老年人消化性溃疡多无症状或症状不明显,疼痛亦多无规律,而以食欲缺乏、恶心、呕吐、体重减轻、贫血等症状为主。溃疡一般位于胃体上部或高位,胃巨大溃疡多见,不易与恶性溃疡相鉴别。

四、临床表现与辅助检查

(一)临床表现

本病的主要症状是上腹痛,亦可以并发症症状为首发表现,亦可无任何不适症状。

1.疼痛

上腹部疼痛是消化性溃疡的主要症状。疼痛部位多位于上腹中部、偏右或偏左,性质可为隐痛、钝痛、胀痛、烧灼样痛或饥饿痛,后壁溃疡特别是穿透性溃疡疼痛可放射至背部。疼痛严重程度不一,多能忍受。消化性溃疡的疼痛一般具有以下3个特点。①慢性,病史多较长。②节律性,胃溃疡疼痛多在餐后1小时内出现,经1小时后逐渐缓解,直至下次进餐后再次出现症状,并呈现上述节律。十二指肠溃疡疼痛则常在两餐之间发生,进食或服用抗酸药后可缓解,还可出现夜间疼痛。③周期性,发作期与缓解期相交替,且呈现季节性,多在秋、冬及春季发病。

2.其他症状

本病还可表现为嗳气、恶心、呕吐、反酸、胃灼热、上腹部饱胀感、食欲减退等症状。

3.体征

缓解期的消化性溃疡多无明显体征,活动期部分患者可有上腹部局限性轻压痛。少数患者可有贫血表现,多因慢性失血或营养不良所致。

4.并发症

消化性溃疡的并发症包括出血、穿孔、幽门梗阻和癌变。其中出血是最常见的并发症,上消化道出血的最常见的病因是消化性溃疡。此外,溃疡恶变的概率很低,一般认为十二指肠溃疡不发生癌变,胃溃疡有发生癌变的风险。

(二)辅助检查

1.Hp 检测

Hp 检测现已作为消化性溃疡的常规检查项目。检测方法可分为侵入性和非侵入性两大类。侵入性检查方法需在内镜下取胃黏膜组织,然后通过快速尿素酶试验、组织学检查和 Hp 培养的方法进行检测。常用的非侵入性检测方法为 ^{13}C 或 ^{14}C-尿素呼气试验,是 Hp 根除治疗后复查的首选方法。此外,还可进行血清学试验和粪便 Hp 抗原检测。

2.X 线钡餐检测

X 线钡餐检测多采用钡剂和空气双重造影检查,为间接方法,多用于不愿意或不能耐受内镜检查者。消化性溃疡的 X 线钡餐征象分为直接和间接两种征象。龛影是消化性溃疡的直接征象,是诊断的可靠依据。龛影是指由钡剂填充溃疡凹陷部分而显示的阴影。而局部痉挛、激惹、球部变形等间接征象只能提示该患者可能有溃疡。

3.胃镜检查

随着内镜技术的广泛应用,胃镜检查已经成为诊断消化性溃疡的首选方法。胃镜检查不仅可以直接观察黏膜情况,还可取活组织进行病理学检查及 Hp 检测。此外,胃镜还可对溃疡及其出血情况进行分期,并可对合并出血的患者进行止血治疗。

4.其他检查

粪便隐血试验可了解溃疡有无出血。血清胃泌素测定仅在怀疑胃泌素瘤时进行。

五、诊断与鉴别诊断

(一)诊断

典型的慢性、周期性发作,并呈节律性的上腹部疼痛是诊断消化性溃疡的主要线索。但值得注意的是,有消化性溃疡症状的患者不一定有消化性溃疡,还有一部分患者症状不典型,甚至无症状。确诊主要依靠内镜检查,X 线钡餐发现龛影亦可诊断溃疡。

(二)鉴别诊断

1.其他引起慢性上腹痛的疾病

本病应注意与慢性胃炎、慢性肝胆胰疾病、功能性消化不良等相鉴别。内镜检查是确定有无消化性溃疡的最可靠的手段。值得注意的是,有时上述疾病可与消化性溃疡并存。

2.胃癌

胃溃疡与胃癌很难从症状上作出鉴别。溃疡型早期胃癌的内镜表现易与胃良性溃疡相混淆,因此胃良性溃疡与恶性溃疡的鉴别十分重要。首次发现胃溃疡时除取活检外,胃溃疡患者应尽可能在治疗后复查内镜,证实溃疡完全愈合,必要时再次取活检,以便于排除胃恶性溃疡。胃溃疡的良、恶性鉴别见表3-1。

表 3-1　胃溃疡的良、恶性鉴别

鉴别点	良性溃疡	恶性溃疡
年龄	＜40 岁	＞40 岁
病史	较长,周期性反复发作	较短,进行性发展
临床表现	无上腹包块,全身表现轻,制酸药可缓解	可有上腹包块,全身表现明显,制酸药的效果差
便隐血	活动期阳性	持续阳性

鉴别点	良性溃疡	恶性溃疡
X线钡餐	龛影直径<2.5 cm,位于胃腔轮廓之外	龛影直径>2.5 cm,位于胃腔轮廓之内
胃镜	圆形/椭圆形,底平苔净,充血性水肿	形状不规则,不平苔污,结节隆起
活检	良性	恶性

3.胃泌素瘤

胃泌素瘤可分为散发性和遗传相关性。胃泌素瘤可刺激壁细胞增殖和大量胃酸分泌,使上消化道持续处于高酸环境。多表现为顽固性多发溃疡,可为胃、十二指肠球部溃疡,亦可在十二指肠降段、水平段甚至空肠近端等不典型部位发生溃疡。对难治、多发、不典型部位、胃大部切除后迅速复发或伴有腹泻的消化性溃疡和/或内镜检查发现胃黏膜皱襞显著粗大、增生的患者,应警惕胃泌素瘤的可能性。胃液 pH 测定和血清胃泌素测定有助于胃泌素瘤的诊断。

六、治疗方案

(一)一般治疗

疲劳和紧张是重要诱因,要保持乐观、规律生活、避免过度紧张和劳累。严重者应住院卧床休息,保证充足的睡眠。可正常饮食,但应避免辛辣、过咸的食物及浓茶、咖啡等饮料等。宜细嚼慢咽,避免暴饮暴食。停用诱发或加重溃疡或并发出血的药物。

(二)药物治疗

1.治疗机制

(1)缓解症状:由于消化性溃疡的主要症状是疼痛,服用抑酸药后,即使是 PPI,止痛效果也要出现在 2 天后;如果是 H_2 受体拮抗剂,止痛效果的出现还要晚。而抗酸药的止痛作用迅速,因此在治疗的开始几天抑酸药与抗酸药合用,可以更迅速地缓解疼痛。

(2)促进溃疡愈合:对于十二指肠溃疡应主要选择降低胃内酸度的药物,如 PPI 和 H_2 受体拮抗剂;而对于胃溃疡应该主要选择增强黏膜抵抗力的药物,如枸橼酸铋钾和硫糖铝等。

(3)防止溃疡复发。

2.治疗药物选用

对于消化性溃疡的药物治疗,在给予清除 Hp 的联合方案的同时,应用胃黏膜保护剂可提高消化性溃疡的愈合质量,有助于减少溃疡复发。对老年人消化性溃疡、难治性溃疡、巨大溃疡、复发性溃疡,建议在抗酸、抗 Hp 治疗的同时应用胃黏膜保护剂。消化性溃疡合并活动性出血的首选治疗方法是胃镜下止血,同时使用大剂量 PPI 可有效预防再出血、降低外科手术率与病死率。无条件行胃镜治疗或胃镜治疗失败时,也可以考虑血管介入治疗或外科手术治疗。

3.给药方案

(1)Hp 根治治疗方案的组成:推荐铋剂＋PPI＋2 种抗菌药组成的四联疗法。抗菌药的组成方案有 4 种,包括:①阿莫西林＋克拉霉素;②阿莫西林＋左氧氟沙星;③阿莫西林＋呋喃唑酮;④四环素＋甲硝唑或呋喃唑酮。这 4 种抗菌药组成的方案中,3 种治疗失败后易产生耐药的抗菌药(甲硝唑、克拉霉素和左氧氟沙星)分在不同的方案中,仅不易耐药的阿莫西林和呋喃唑酮有重复。这些方案的优点:均有相对较高的根除率;任何一种方案治疗失败后不必行药敏试验,也可再选择另一方案治疗。方案③和④的疗效稳定且廉价,但潜在不良反应率可能稍高;方案①的不良反应率低,费用取决于选择的克拉霉素;方案②的费用和不良反应率取决于所选择的左氧氟沙星。

对青霉素过敏者的推荐方案:①克拉霉素＋左氧氟沙星;②克拉霉素＋呋喃唑酮;③四环素＋甲硝唑或呋喃唑酮;④克拉霉素＋甲硝唑。需注意的是,青霉素过敏者初次治疗失败后抗菌药选择的余地小,应尽可能提高初次治疗的根除率。

对铋剂有禁忌者或证实 Hp 耐药率仍较低的地区也可选用非铋剂方案,包括标准三联方案、序贯疗法或伴同疗法。

一线和二线治疗方案的问题:上述 4 种方案均有较高的根除率,其他方面各有优缺点,难以划分一线和二线方案。具体操作可根据药品获得性、费用、潜在不良反应等因素综合考虑,选择其中的 1 种方案作为初次治疗。如初次治疗失败,可在剩余的方案中再选择 1 种方案进行补救治疗。

(2)根除治疗的疗程:鉴于铋剂四联疗法延长疗程可在一定程度上提高疗效,推荐的疗程为 10 天或 14 天,放弃 7 天。

(3)2 次治疗失败后的再治疗:如果经过上述 4 个四联方案中的 2 种方案治疗,疗程均为 10 天或 14 天,失败后再次治疗时,失败的可能性很大。在这种情况下,需要再次评估根除治疗的风险-获益比。胃黏膜相关淋巴样组织(mucosa-associated lymphoid tissue,MALT)淋巴瘤、有并发症史的消化性溃疡、有胃癌危险的胃炎(严重全胃炎、以胃体为主的胃炎或严重萎缩性胃炎等)或胃癌家族史者,根除 Hp 的获益较大。方案的选择需由有经验的医师在全面评估已用药物、分析可能失败的原因的基础上精心设计。如有条件,可进行药敏试验,但作用可能有限。

(4)实施中需注意以下几点问题。①强调个体化治疗方案、疗程和药物的选择需考虑既往抗菌药应用史(克拉霉素、左氧氟沙星、甲硝唑易产生耐药性)、吸烟(降低疗效)、药物(阿莫西林等)过敏史和潜在不良反应、根除适应证(消化性溃疡的根除率高于非溃疡性消化不良,适应证获益大小有差异)、伴随疾病(影响药物代谢、排泄,增加不良反应)和年龄(高龄患者的药物不良反应发生率增加,某些根除适应证的获益降低)等。②根除治疗前停服 PPI 不少于 2 周,停服抗菌药、铋剂等不少于 4 周。如是补救治疗,建议间隔 2～3 个月。③告知根除方案潜在的不良反应和服药依从性的重要性。④抑酸药在根除方案中起重要作用。PPI 的抑酸作用受药物作用强度、宿主参与 PPI 代谢的 CYP2C19 基因多态性等因素影响。选择作用稳定、疗效高、受 CYP2C19 基因多态性影响较小的 PPI,如埃索美拉唑、雷贝拉唑,可提高根除率。

4.联合用药和药物相互作用

近年来研究认为加强胃黏膜的保护作用,促进胃黏膜修复是治疗消化性溃疡的重要环节。上腹部疼痛症状明显,或伴有黏膜糜烂或出血的患者应采用抑酸药进行治疗,通常能使腹痛症状明显缓解。患者在伴有胆汁反流,缓解恶心、嗳气、腹胀等症状时可适当选用促胃肠动力药,促胃肠动力药通过促进胃排空及增加胃近端张力而提高胃肠运动功能,可减轻以上症状。

(1)阿莫西林:丙磺舒可延缓阿莫西林经肾排泄(竞争性地减少阿莫西林的肾小管分泌),延长其血清半衰期,因而使阿莫西林的血药浓度升高;阿莫西林与氨基糖苷类药合用时,在亚抑菌浓度时可增强阿莫西林对粪链球菌的体外杀菌作用;阿莫西林与 β-内酰胺酶抑制剂如克拉维酸合用时,抗菌作用明显增强,克拉维酸不仅可以不同程度地增强产 β-内酰胺酶菌株对阿莫西林的敏感性,还可增强阿莫西林对某些非敏感菌株的作用,这些菌株包括拟杆菌、军团菌、诺卡菌和假鼻疽杆菌;氯霉素、大环内酯类、磺胺类及四环素在体外可干扰本品的抗菌作用,但其临床意义不明;阿莫西林与避孕药合用时,可干扰避孕药的肝肠循环,从而降低其药效;别嘌呤类尿酸合成抑制剂可增加阿莫西林发生皮肤不良反应的风险;阿莫西林与甲氨蝶呤合用时,可使甲氨蝶呤的肾廓清率降低,从而增加甲氨蝶呤的毒性;食物可延迟阿莫西林的吸收,但并不明显降低药物吸收的总量。

(2)克拉霉素:可干扰卡马西平的代谢,使后者的血药浓度明显增高,两者合用时应监测血药浓度,必要时调整用药剂量;与茶碱合用可使茶碱的血药浓度增高,但一般不必调整茶碱的剂量;可使下列联合应用的药物的血药浓度发生变化,如地高辛(上升)、茶碱(上升)、口服抗凝血药(上升)、麦角胺或双氢麦角碱(上升)、三唑仑(上升),从而显示更强的作用;对卡马西平、环孢素、环己巴比妥、苯妥英钠等也可有类似的阻滞代谢而使作用加强的作用。

5.非甾体抗炎药相关性溃疡的治疗和预防

对于非甾体抗炎药相关性溃疡的治疗效果最好的药物应首选PPI,其能高效抑制胃酸分泌,显著改善患者的胃肠道症状,预防消化道出血,并能促进溃疡愈合。胃黏膜保护剂具有可增加前列腺素合成、清除并抑制自由基、增加胃黏膜血流等作用。非甾体抗炎药相关性溃疡并发症的预防可根据不同的风险程度采用不同的方案。

(1)预防溃疡复发的治疗:避免复发因素,对溃疡已愈合的患者可采用延长用药的方法,即所谓的维持治疗,可大大降低溃疡的复发率。

(2)复发性溃疡的治疗:复发性溃疡应该采取维持治疗,维持治疗方案主要有3种,包括长疗程法,即不限期的预防方法,患者经正规疗程使溃疡愈合后便用维持剂量,无限期地服用,如症状复发,再进行正规治疗,适合于年老体弱及伴有其他慢性疾病的患者;短疗程法,即在正规疗程治愈溃疡后,减量进行3个月～1年的维持剂量治疗,但已根除Hp的患者可不采取维持治疗;按需预防法,即随意方法,患者在发生症状之后立即做一正规抗溃疡疗程,一般为4～6周,用于发病较有规律的患者。

七、药学监护要点

抑酸治疗是缓解消化性溃疡病症状、愈合溃疡的最主要措施。PPI是首选的药物。PPI治疗胃泌素瘤或g细胞增生等致胃泌素分泌增多而引起的消化性溃疡病效果优于H_2受体拮抗剂。根除Hp应成为消化性溃疡病的基本治疗,它是溃疡愈合及预防复发的有效防治措施。联合应用胃黏膜保护剂可提高消化性溃疡病的愈合质量,有助于减少溃疡的复发。胃黏膜保护剂可增加前列腺素的合成、清除并抑制自由基、增加胃黏膜血流等作用,对非甾体抗炎药相关性溃疡可联合PPI使用。

消化性溃疡药物治疗应持续6～8周。长期服用非甾体抗炎药和阿司匹林是导致消化性溃疡病复发的重要因素,如因原发病需要不能停药者可更换为选择性关键酶-环氧合酶2抑制剂,并同时服用PPI。

第二节 胃 炎

胃炎是指多种原因引起的胃黏膜炎症。一般临床上根据临床发病特点将胃炎分成急性胃炎和慢性胃炎两大类。如果根据病变范围可将胃炎分为胃窦胃炎、胃体胃炎和全胃炎。根据病因则可分为 Hp 相关性胃炎、自身免疫性胃炎、应激性胃炎和特殊类型胃炎。如果根据病理变化可将胃炎分为浅表性胃炎、糜烂性胃炎和萎缩性胃炎。胃黏膜对损害的反应包括上皮损伤、黏膜炎症反应和上皮再生 3 个过程。

一、急性胃炎

(一)急性胃炎的分类

急性胃炎的分类有多种。一般按照病理改变不同,急性胃炎可分为急性单纯性胃炎、急性糜烂出血性胃炎和特殊病因所致的急性胃炎(如急性腐蚀性胃炎、急性化脓性胃炎等)。还有观点认为,急性胃炎可分为急性糜烂出血性胃炎、急性 Hp 胃炎和除 Hp 以外的急性感染性胃炎。

(二)病因与发病机制

1.急性糜烂出血性胃炎

(1)急性应激包括大手术、大面积烧伤、严重烧伤、脑血管意外和严重的脏器功能衰竭、败血症、休克等。主要机制是应激情况下,特别是严重应激时机体的代偿能力不足以维持正常的胃黏膜微循环,从而引起黏膜缺血、缺氧,碳酸氢盐和上皮细胞黏液分泌减少,局部前列腺素合成减少。胃黏膜屏障被破坏,引起胃黏膜改变。

(2)化学性损伤主要为药物和乙醇导致,药物最常见的是非甾体抗炎药。此类药物可以抑制环氧合酶的作用,使前列腺素产生减少,引起胃黏膜改变。高浓度的乙醇可直接对上皮细胞造成损伤,破坏胃黏膜屏障,从而引起黏膜出血、水肿和糜烂。

2.急性单纯性胃炎

(1)理化因素:过冷、过热、过于粗糙的食物,浓茶,浓咖啡,烈酒等均可刺激胃黏膜引起胃炎。

(2)生物因素:主要是细菌(如致病性大肠埃希菌、沙门菌等)和其相关毒素

（如金黄色葡萄球菌毒素、肉毒杆菌毒素等）。

（3）其他因素：胃石症、胃内异物、放疗等。

二、慢性胃炎

(一)分类

慢性胃炎的分类方法很多，目前仍采纳国际上的新悉尼系统，将慢性胃炎分为非萎缩性胃炎、萎缩性胃炎和特殊类型胃炎三大类。特殊类型胃炎的内镜诊断必须结合病因和病理。特殊类型胃炎的分类与病因和病理有关，包括化学性、放射性、淋巴细胞性、肉芽肿性、嗜酸细胞性及其他感染性疾病所致者等。

根据病变分布，内镜下慢性胃炎可分为胃窦炎、胃体炎、全胃炎胃窦为主或全胃炎胃体为主。

(二)病因与发病机制

1.Hp感染因素

80%～95%的慢性活动性胃炎患者胃黏膜中有Hp感染，Hp感染目前被认为是慢性活动性胃炎的主要病因。Hp感染与慢性活动性胃炎的关系符合科赫提出的确定病原体为疾病病因的4项基本法则。Hp为革兰阴性微需氧菌，其致病机制与其产生尿素酶等多种酶及其分泌的细胞毒素等有关。

2.免疫因素

胃体萎缩为主的慢性胃炎患者的血液中可检测到壁细胞抗体和内因子抗体，目前认为胃体萎缩的慢性胃炎发生在自身免疫的基础上。壁细胞抗体存在于血液和胃液中，与其相应的抗原结合后在补体参与下破坏壁细胞。内因子抗体与内因子结合后阻断维生素 B_{12} 与内因子结合，导致恶性贫血。

3.物理因素

长期饮用浓茶、咖啡、烈酒，高盐饮食、过冷或过热食物，过于粗糙的食物均可导致胃黏膜反复损伤。

4.化学因素

长期大量摄入非甾体抗炎药会抑制胃黏膜前列腺素的合成，破坏黏膜屏障。此外，吸烟、胆汁反流等均可导致慢性胃炎。

(三)临床表现与辅助检查

1.临床表现

慢性胃炎患者的临床表现多无特异性。症状可表现为非特异性的消化不良,如上腹不适、饱胀、钝痛等。此外,还可表现为食欲减退、反酸、嗳气、恶心等。慢性胃炎的临床症状轻重与胃黏膜的病变程度并不一致。

2.辅助检查

(1)Hp检测。

(2)胃液分析检查:测定基础胃液分泌量、最大泌酸量和高峰泌酸量可判断胃泌酸功能。非萎缩性胃炎胃酸分泌正常或增高;病变在胃窦的萎缩性胃炎,胃酸可正常或稍降低。

(3)血清胃泌素g17、胃蛋白酶原Ⅰ和Ⅱ测定:检测血清胃泌素g17、胃蛋白酶原Ⅰ和Ⅱ有助于判断是否存在萎缩,以及萎缩的部位和程度。胃体萎缩者血清胃泌素g17水平显著升高,胃蛋白酶原Ⅰ和/或胃蛋白酶原Ⅰ/Ⅱ值下降;胃窦萎缩者g17水平下降,胃蛋白酶原Ⅰ和胃蛋白酶原Ⅰ/Ⅱ值正常;全胃萎缩时则两者均下降。

(4)X线钡餐检查:X线钡餐检查诊断慢性胃炎常常不够准确和全面,多用于除外某些恶性病灶(如浸润性胃癌)、了解胃肠动力情况及无法耐受胃镜检查的患者。

(5)胃镜和/或组织病理学检查:慢性非萎缩性胃炎内镜下的基本表现包括黏膜出血点或斑块、黏膜红斑、充血渗出、黏膜粗糙伴或不伴水肿等。糜烂性胃炎又可分为平坦型和隆起型2种类型。慢性萎缩性胃炎内镜下表现为黏膜红白相间,以白相为主,皱襞变平甚至消失,部分黏膜血管显露;可伴有黏膜颗粒或结节状等表现。

病理学检查发现以慢性炎症细胞浸润为主时称为慢性胃炎。当胃黏膜在慢性炎症细胞浸润的同时见到急性炎症细胞浸润时称为慢性"活动性"胃炎或慢性胃炎伴活动。慢性胃炎的观察内容包括5项组织学变化和4个分级。5项组织学变化包括Hp感染、慢性炎症(单个核细胞浸润)、活动性(中性粒细胞浸润)、萎缩(固有腺体减少)、肠化生(肠上皮化生);4级包括0提示无,+提示轻度,++提示中度,+++提示重度。

(四)诊断

慢性胃炎的确诊主要依赖内镜检查和胃黏膜活组织学检查,尤其是后者的诊断价值更大。

三、治疗方案

(一)一般治疗

对于急性胃炎患者治疗,针对病因,去除损害因子,积极治疗原发病。严重时禁食,以后流质、半流质饮食。对症和支持疗法:呕吐患者不能进食,应补液,用葡萄糖及生理盐水维持水、电解质平衡,伴腹泻者注意钾的补充;腹痛者可用阿托品、复方颠茄片或山莨菪碱等解痉药。

对于慢性胃炎患者的治疗,应祛除病因,包括根除 Hp,禁用或慎用对胃黏膜有损伤的药物;注意饮食卫生。

(二)药物治疗

1.治疗机制

药物治疗的机制主要是祛除病因、缓解症状和减轻胃黏膜炎症。

2.治疗药物选用

(1)降低胃酸的药物分为以下两类。①抗酸药:硫糖铝可防止各种损伤因子对胃黏膜的损害,常用剂型有片剂和混悬剂;铝碳酸镁治疗胆汁反流性胃炎的疗效确切,对胃镜证实非甾体抗炎药所致的胃肠道损害的风湿病患者在继续抗风湿治疗的同时服用铝碳酸镁疗效显著。②抑酸药:对于上腹部疼痛症状明显,或伴有黏膜糜烂或出血的患者应采用抑酸药进行治疗,通常能使腹痛症状明显缓解。抑酸药在减轻 H^+ 反弥散的同时,亦促进胃泌素释放,对胃黏膜的炎症修复起一定作用。根据抑酸药作用于胃壁细胞上的不同受体,可分为胃泌素受体拮抗剂、胆碱能受体拮抗剂、H_2 受体拮抗剂。胃泌素受体拮抗剂、胆碱能受体拮抗剂的临床应用效果有限,不良反应较大,已遭淘汰。近年来 PPI 已被广泛应用于临床。H_2 受体拮抗剂在缓解慢性胃炎症状、促进炎症愈合和减少复发方面均有明显疗效;PPI 的抑酸作用强,可有效地预防非甾体抗炎药性胃黏膜损害;抗酸药可以迅速中和胃酸,快速缓解疼痛。

(2)胃黏膜保护剂:枸橼酸铋钾可形成保护性薄膜,有抗胃蛋白酶的作用,促进碳酸氢盐和黏液分泌,防止黏液糖蛋白被分解,增加胃黏膜屏障能力,可刺激内源性前列腺素的释放,还可杀灭 Hp;前列腺素类似物可防止非甾体抗炎药引起的胃黏膜损害;替普瑞酮具有增加胃黏液及胃黏膜层糖蛋白合成、增加胃黏膜疏水层的磷脂含量和胃黏液层的疏水性、改善胃黏膜血流量、促进胃黏膜再生和促进内源性前列腺素合成等药理作用;L -谷氨酰胺奥磺酸钠为新型胃黏膜保护剂,具有促进前列腺素合成、营养胃黏膜和促进黏膜细胞增殖等药理作用;瑞巴派特具有增加前列腺素合成、促进表皮生长因子及其受体表达、抑制 Hp 黏附与化学趋化因子产生、抑制中性粒细胞激活、清除氧自由基等药理作用。

(3)促胃肠动力药:促胃肠动力药通过促进胃排空及增加胃近端张力而提高胃肠运动功能,可减少胆汁反流,缓解恶心、嗳气、腹胀等症状。这类药物包括甲氧氯普胺、多潘立酮及西沙必利等。

3.给药方案

(1)降低胃酸的药物分为以下几类。①抗酸药:各种抗酸药的主要药理作用是中和胃酸,提高胃液的 pH,降低胃蛋白酶的活性。此外,抗酸药还可能促进前列腺素释放或生长因子聚集于溃疡处,加速溃疡愈合。常用制剂有碳酸氢钠每次 0.5～2 g;氢氧化铝凝胶每次 10～20 mg;复方氢氧化铝片每次 2 片。抗酸药宜于餐后 1 和 3 小时及睡前各服 1 次,亦即每天 7 次。但抗酸药的抗酸作用弱,不良反应多,不适于长期应用治疗溃疡。通常在使用其他抗溃疡药的同时,为加强止痛作用而以抗酸药作为辅助药物。②抗胆碱药:抗胆碱药能拮抗胃壁细胞的乙酰胆碱受体,减少胃酸分泌量。常用药物有阿托品 0.3～0.5 毫克/次,每天 3～4 次,餐前半小时口服;颠茄 10 mg,每天 3～4 次,餐前半小时服用;溴丙胺太林 25 毫克/次,每天 3 次,餐前半小时服用;哌仑西平 50 毫克/次,每天 2 次。因抗胆碱药抑制胃酸分泌的作用不强、溃疡愈合率低(50%～70%),而不良反应作用较常见、禁忌证较多(如青光眼、前列腺肥大、幽门梗阻等),故在现代抗溃疡治疗中,抗胆碱药已基本摒弃不用。③H_2 受体拮抗剂:组胺 H_2 受体拮抗剂选择性地竞争结合 H_2 受体,从而使壁细胞内的环磷酸腺苷产生及胃酸分泌减少,是当前溃疡治疗中最常用的药物,已用于临床的有西咪替丁、雷尼替丁、法莫替丁、尼扎替丁和罗沙替丁等。其中雷尼替丁抑制胃酸分泌的作用较西咪替丁强 5～10 倍;法莫替丁的抑酸力为西咪替丁的 20～50 倍;尼扎替丁和罗沙替丁为新型 H_2 受体拮抗剂,有高度的选择性,口服的生物利用度＞90%。④PPI:亦称 H^+/K^+-ATP 酶抑制剂。胃酸分泌的最后一步是壁细胞分泌膜内质子泵(H^+/K^+-ATP 酶)驱动细胞内 H^+ 与血管内 K^+ 交换,质子泵作用于 H^+/K^+-ATP 酶使其活性丧失,抑制胃酸分泌的最终步骤,从而产生很强的抑酸效应。其抑酸作用可持续 24～72 小时,远较 H_2 受体拮抗剂的作用时间长。目前临床用药主要有奥美拉唑 20 mg,每天 1 次,连服 4～8 周;兰索拉唑 30 mg,每天 1 次,疗程一般为 4～8 周。

PPI 的抗酸作用强而持久,溃疡治愈率高,且不良反应发生率低。文献统计 4 周的溃疡愈合率达 90% 以上,6～8 周溃疡几乎全部愈合。

(2)胃黏膜保护剂在近年来研究认为具有加强胃黏膜的保护作用,而且促进胃黏膜修复也是治疗消化性溃疡的重要环节。常用药物有以下几种。①胶态次枸橼酸铋:120 毫克/次,每天 4 次,餐前半小时及睡前服用;或 240 毫克/次,每天 2 次,4 周为 1 个疗程,亦可用 8 周。胶态次枸橼酸铋主要在胃内发挥作用,仅约

0.2％吸收入血,常规用量不会引起铋中毒,但有报道服用过量的胶态次枸橼酸铋引起急性肾衰竭。用药期间可有舌苔、牙齿发黑,黑便;少数有便秘、恶心、一过性氨基转移酶升高。②前列腺素 E 制剂:主要用于非甾体抗炎药引起的胃溃疡。米索前列醇 200 微克/次,每天 4 次;或 400 微克/次,每天 2 次,连服 4 周。恩前列素 35 微克/次,每天 2 次口服,4～8 周为 1 个疗程。疗效与 H₂ 受体拮抗剂接近,但此药的不良反较多,可引起腹痛、腹泻、子宫收缩等,孕妇禁用。③硫糖铝:1 克/次,每天 3 次,餐前 1 小时服用,4～6 周为 1 个疗程。④表皮生长因子:最近研究显示人类胃肠道的任何部位发生溃疡时均可诱导分泌表皮生长因子的细胞生成,形成新腺体而分泌表皮生长因子,促进溃疡愈合;而且表皮生长因子还可直接与胶体铋或硫糖铝等黏膜保护剂结合,聚集在溃疡部位而发挥作用。现已证实口服表皮生长因子可使溃疡愈合,表皮生长因子同类物的研究发展将可能用于溃疡的治疗。⑤生长抑素:生长抑素能抑制胃泌素分泌,从而抑制胃酸分泌,可协同前列腺素对胃黏膜起保护作用,临床上主要应用于溃疡并发出血的治疗。现用于临床的有奥曲肽和生长抑素。

(3)促胃肠动力药:消化性溃疡患者如有明显的恶心、呕吐、上腹饱胀等症状,实验室检查有胃排空延缓、胆汁反流或胃食管反流等表现,同时应给予促胃肠动力药。促胃肠动力药主要包括:①甲氧氯普胺为多巴胺受体拮抗剂,也有激动 5-羟色胺 4 受体的作用,可促进胃和食管蠕动,促进胃排空。用法为 5～10 毫克/次,每天 3 次,或 10 毫克/次,肌内注射。本药可透过血-脑屏障,产生锥体外系症状,不宜大剂量或长期应用。②多潘立酮为第二代多巴胺受体拮抗剂,可拮抗多巴胺受体,促进胃肠动力,增强 LES 张力,促进食管和胃排空。本品极少透过血-脑屏障,不产生锥体外系症状。常用剂量为 10 毫克/次,每天 3～4 次。③莫沙必利为 5-羟色胺 4 受体激动剂,作用于消化道平滑肌肌间神经丛的中间和末端神经元受体,使胆碱能神经纤维末端释放乙酰胆碱,可促进全消化道动力。常用 5～10 毫克/次,每天 3～4 次。

4.药物相互作用

(1)PPI 大多经过肝脏代谢,故合并使用影响肝药酶或肝功能的药物可能会与其产生相互作用。奥美拉唑、兰索拉唑、泮托拉唑主要经 CYP2C19 和 CYP3A4 代谢,因此 CYP2C19 是影响其药动学、疗效稳定性及药物相互作用的重要因素。如奥美拉唑和一些经 CYP2C19 代谢的药物(地西泮、地高辛、苯妥英钠、华法林、硝苯地平、安替比林、西沙必利、奎尼丁、环孢素、咖啡因、茶碱、氯吡格雷)合用,使上述药物的血浆半衰期延长,药效也相应延长;而雷贝拉唑主要通过非酶代谢,因而无明显的个体差异,疗效稳定,与其他药物的相互作用较少。埃索美拉唑是奥美拉唑的左旋异构体,与奥美拉唑相比,其体内的个体差异小,疗效较稳定,但可降低伊曲康唑的吸收。与其合用时,应减少经 CYP2C19 酶代谢的药物如地西泮、西酞普兰、丙米嗪、氯米帕明和苯妥英钠的剂量。当与这些药物合用时,临床药师应特别注意观察其相互作用可能带来的不良后果,必要时调整给药方案或停用相关药物。

(2)碳酸氢钠:可加速酸性药物的排泄(如阿司匹林);可降低胃蛋白酶、维生素 E 的疗效。

(3)铝碳酸镁:服药后 1～2 小时应避免服用其他药物,因氢氧化铝可与其他药物结合而降低吸收,影响疗效;铝剂可吸附胆盐而减少脂溶性维生素的吸收,特别是维生素 A;与异烟肼类合用时后者的吸收可能延迟与减少,与左旋多巴合用时吸收可能增加。

(4)西咪替丁:与制酸药合用,对十二指肠溃疡有协同缓解疼痛之效,但西咪替丁的吸收可能减少,故一般不提倡;如必须与制酸药合用,两者应至少相隔 1 小时服用。甲氧氯普胺与本品同时服用,可使本品的血药浓度降低,本品的剂量需适当增加。由于硫糖铝需经胃酸水解后才能发挥作用,本品抑制胃酸分泌,两者合用可能使硫糖铝的疗效降低。本品抑制细胞色素 P450 催化的氧化代谢途径,并能降低肝血流量,故与其他药物合用时本品可降低另一些药物的代谢,致其药理活性或毒性增强。这些相互作用包括:①与苯二氮䓬类药物长期合用,肝内代谢可被抑制,导致后者的血药浓度升高,加重镇静及其他中枢神经抑制作用,并可发展为呼吸及循环衰竭。但是其中劳拉西泮、奥沙西泮、替马西泮似乎不受影响。②与华法林及其他香豆素类抗凝血药合用时,凝血酶原时间可进一步延长,因此须密切注意病情变化,并调整抗凝血药的用量。③与苯妥英钠或其他乙内酰脲类合用,可能使后者的血药浓度增高,导致苯妥英钠中毒;必须合用时,应在 5 天后测定苯妥英钠的血药浓度以便于调整剂量,并注意定期复查外周血常规。④与普萘洛尔、美托洛尔、甲硝唑合用时血药浓度可能增高。⑤与茶碱、咖啡因、氨茶碱等黄嘌呤类药合用时肝代谢降低,可导致清除延缓、血药浓度升高,可能发生中毒反应。⑥本品可使维拉帕米的绝对生物利用度由(26.3%±16.8%)提高到(49.3%±23.6%),由于维拉帕米可发生少见但很严重的不良反应,因此应引起注意。⑦本品可抑制奎尼丁的代谢,患者同时服用地高辛和奎尼丁时不宜再用本品。因为奎尼丁可将地高辛从其结合部位置换出来,结果奎尼丁和地高辛的血药浓度均升高,此时应对血药浓度进行监测。若与阿司匹林合用,可使阿司匹林的作用增强;与卡托普利合用有可能引起精神症状。⑧与其他肝内代谢药如利多卡因、三环类抗抑郁药伍用均应慎重。⑨与阿片类药物合用,有报道在慢性肾衰竭患者中可产生呼吸抑制、精神错乱、定向力丧失等不良反应,对此类患者应减少阿片类制剂的用量。⑩由于本品使胃液 pH 升高,与四环素合用时可致四环素的溶解速率下降、吸收减少、作用减弱(但本品的肝药酶抑作用却可能增加四环素的血药浓度);由于本品有与氨基糖苷类抗生素相似的肌神经阻滞作用,这种作用不被新斯的明所对抗,只能被氯化钙所对抗,因此与氨基糖苷类合用时可能导致呼吸抑制或呼吸停止。

(5)法莫替丁:不与肝细胞色素 P450 酶作用,故不影响茶碱、苯妥英钠、华法林及地西泮等药物的代谢,也不影响普鲁卡因胺等的体内分布。但丙磺舒会抑制法莫替丁从肾小管的排泄。

(6)硫糖铝:制酸药可干扰硫糖铝的药理作用,硫糖铝也可减少西咪替丁的吸收;硫糖铝可干扰脂溶性维生素(维生素 A、维生素 D、维生素 E 和维生素 K)的吸收;能与多酶片中的胃蛋白酶、胰酶和淀粉酶形成复合物,药理作用相互拮抗,影响溃疡愈合,因此两药不宜合用;胃蛋白酶与西咪替丁合用时可能使本品的疗效降低;对共服的其他药物有明显的相互作用,可以减少华法林(也可能还有苯妥英钠、地高辛、四环素等)的吸收,当两者共同服用时,华法林的抗凝血活性降低 50%。

四、药学监护要点

胃炎有胃黏膜糜烂和/或以上腹痛和上腹烧灼感等症状为主者,可根据病情或症状严重程度选用胃黏膜保护剂、抗酸剂、组胺 H_2 受体拮抗剂或 PPI。具有明显进食相关的腹胀、纳差等消化功能低下症状者,可考虑应用消化酶制剂。以上腹饱胀、恶心或呕吐等为主要症状者可选用促动力药。

证实 Hp 阳性的慢性胃炎,无论有无症状和并发症,均应行 Hp 根除治疗,除非有抗衡因素存在。

有消化不良症状且伴明显精神心理因素的慢性胃炎患者可用抗抑郁药或抗焦虑药。

第三节 急性胃扩张

急性胃扩张是指短期内由于大量气体和液体积聚,胃和十二指肠上段的高度扩张而致的一种综合征。其发病原因可能是胃运动功能失调或机械性梗阻,通常为某些内外科疾病或麻醉手术的严重并发症,国内报道多因暴饮暴食所致。任何年龄均可发病,但以 21～40 岁男性多见。

一、病因学

急性胃扩张通常发生于外科手术后,也可见于非手术疾病包括暴饮暴食、延髓型脊髓灰质炎、慢性消耗性疾病、伤寒、机械性梗阻及分娩等。常见的病因可以归纳为两大类。

(一)胃及肠壁神经肌肉麻痹

引起胃及肠壁神经肌肉麻痹的原因主要有:①创伤、麻醉和外科手术,尤其是腹腔、盆腔手术及迷走神经切断术,均可直接刺激躯体或内脏神经,引起胃的自主神经功能失调,胃壁的反射性抑制,造成胃平滑肌弛缓,进而形成扩张。麻醉时气管插管,术后给氧和胃管鼻饲,亦可使大量气体进入胃内,形成扩张。②中枢神经损伤。③腹腔及腹膜后的严重感染。④慢性肺源性心脏病、尿毒症、肝性脑病是毒血症及缺钾为主的电解质紊乱。⑤情绪紧张、精神抑郁、营养不良所致的自主神经功能紊乱,使胃的张力减低和排空延迟。⑥糖尿病神经病变、抗胆碱药物的应用均可影响胃的张力和胃排空。⑦暴饮暴食可导致胃壁肌肉突然受到过度牵拉而引起反射性麻痹,也可产生胃扩张。⑧各种外伤产生的应激状态,尤其是上腹部挫伤或严重复合伤,其发生与腹腔神经丛受强烈刺激有关。

(二)机械性梗阻

正常解剖中腹主动脉与肠系膜上动脉之间成一锐角,十二指肠横部位于其中。此段十二指肠又由十二指肠悬韧带将十二指肠空肠曲固定而不易活动。胃扭转及各种原因所致的十二指肠雍积症、十二指肠肿瘤、异物等均可引起胃潴留和急性胃扩张;幽门附近的病变,如脊柱畸形、环状胰腺、胰腺癌等偶可压迫胃的输出道引起急性胃扩张;躯体部上石膏套后 1～2 天引起的所谓石膏套综合征,可引起脊柱伸展过度,十二指肠受肠系膜上动脉压迫引起急性胃扩张。

有学者认为神经肌肉麻痹和机械性梗阻两者可能同时存在,而胃壁肌肉麻痹可能占主导作用。

除了吞气症外,其他疾病所致的急性胃扩张的发病机制均不明确。术后急性胃扩张的发病机制与麻醉性肠梗阻相似。糖尿病酮症酸中毒时,代谢及电解质紊乱可能参与急性胃扩张的发病。外源性中枢去神经支配及平滑肌变性在神经源性胃扩张中起重要作用。

急性胃扩张的发生、发展是一个连续性的过程。胃及十二指肠受到各种病因的刺激,其自主神经反射性抑制,平滑肌张力减低,运动减弱,排空延缓。胃内气体增加,胃内压升高。当胃扩张到一定程度时,胃壁肌肉张力减弱,使食管与贲门、胃与十二指肠交界处形成锐角,阻碍胃内容物的排出。膨大的胃可压迫十二指肠,并将肠系膜及小肠挤向盆腔,导致肠系膜及肠系膜上动脉受牵拉压迫十二指肠,造成幽门远端梗阻。胃液、胆汁、胰液及十二指肠液分泌增多并积存于胃及十二指肠却不被重吸收,加上吞咽及发酵产生的气体,胃、十二指肠进一步扩张。扩张进一步引起肠系膜被牵拉而刺激腹腔神经丛,加重胃肠麻痹,形成恶性循环。

二、病理解剖和病理生理学

病理解剖发现胃及十二指肠高度扩张,可以占据几乎整个腹腔。早期胃壁因过度扩展而变薄,黏膜变平,表面血管扩张、充血,胃壁黏膜层至浆膜层均可见出血,少数血管可见血栓形成。由于炎症和潴留胃液的刺激,胃壁逐渐水肿、变厚。后期胃高度扩张而处于麻痹状态,血液循环障碍,在早期胃黏膜炎症的基础上可发生胃壁全层充血、水肿、微血栓形成、坏死和穿孔。

病程中由于大量胃液、胆汁、胰液及十二指肠液积存于胃及十二指肠却不被重吸收,胃内液体可达 6 000～7 000 mL;又可因大量呕吐、禁食和胃肠减压引流,引起不同程度的水和电解质紊乱。扩张的胃还可以机械地压迫门静脉,使血液淤滞于腹腔内脏,亦可压迫下腔静脉,使回心血量减少,最后可导致严重的周围循环衰竭。扩张的胃还可以使膈肌抬高,使呼吸受限而变得浅快,过度通气导致呼吸性碱中毒。

三、临床表现

大多数起病慢,手术后的急性胃扩张可发生于手术期或术后任何时间,迷走神经切断术者常于术后第 2 周开始进行流质饮食后发病。

主要临床症状有上腹部饱胀或不适,上腹部或脐周胀痛,可阵发性加重,但多不剧烈。由于上腹部膨胀，患者常有恶心、频繁呕吐甚至持续性呕吐，为溢出性，呕吐物初为胃液和食物，以后混有胆汁，并逐渐变为黑褐色或咖啡样液体，呕吐后腹胀、腹痛临床症状并不减轻。随着病情的加重，全身情况进行性恶化，严重时可出现脱水、碱中毒，并表现为烦躁不安、呼吸急促、手足抽搐、血压下降和休克。

突出的体征为上腹膨胀，呈不对称性，可见毫无蠕动的胃轮廓，局部有压痛，叩诊过度回响，胃鼓音区扩大，有振水声，肠鸣音多减弱或消失。膈肌高位，心脏可被推向上方。典型病例于脐右侧偏上出现局限性包块，外观隆起，触之光滑有弹性、轻压痛，其右下边界较清，此为极度扩张的胃窦，称巨胃窦症，乃是急性胃扩张特有的重要体征，可作为临床诊断的有力佐证。本病可因胃壁坏死发生急性胃穿孔和急性腹膜炎。

四、辅助检查

潜血试验常为强阳性，并含有胆汁。因周围循环障碍、肾脏缺血，可出现尿少、蛋白尿及管型尿比重增高。可出现血液浓缩、血红蛋白、红细胞计数升高，白细胞总数常不高，但胃穿孔后白细胞总数及中性粒细胞比例可明显升高。血液生化分析可发现低血钾、低血钠、低血氯和二氧化碳结合力升高，严重者可有尿素氮升高。

立位腹部 X 线片可见左上腹巨大液平面和充满腹腔的特大胃影及左膈肌抬高。腹部 B 超可见胃高度扩张，胃壁变薄，若胃内为大量潴留液，可测出其量的多少和在体表的投影，若为大量气体，与肠胀气不易区分。

五、诊断与鉴别诊断

根据病史、体征，结合实验室检查和腹部 X 线征象及腹部 B 超，诊断一般不难。手术后发生的胃扩张常因临床症状不典型而与术后一般胃肠病临床症状相混淆造成误诊。如胃肠减压引流出大量液体(3～4 L)可协助诊断。本病需与以下疾病鉴别。

(一)高位机械性肠梗阻

高位机械性肠梗阻常有急性发作性腹部绞痛，可出现高亢的肠鸣音，腹胀早期不显著，呕吐物为肠内容物，有臭味。除绞窄性肠梗阻外，周围循环衰竭一般出现较晚。腹部立位 X 线片可见多数扩大的呈梯形的液平面。

(二)弥漫型腹膜炎

本病常有原发病灶可寻，全身感染中毒临床症状较重，体温升高。腹部可普遍膨隆,胃肠减压后并不消失,有腹膜炎体征及移动性浊音。腹部诊断性穿刺往往可抽出脓性腹腔积液。应注意与急性胃扩张并穿孔时鉴别。

(三)胃扭转

胃扭转起病急,上腹膨胀呈球状,脐下平坦,下胸部及背部有牵扯感,呕吐频繁,呕吐物量少,并不含胆汁,胃管不能插入胃内。腹部立位 X 线平片可见胃显著扩大,其内出现一个或两个宽大的液平面,钡餐检查显示钡剂在食管下段受阻不能进入胃内,梗阻端呈尖削影。

(四)急性胃炎

胃扩张好发于饱餐之后,因有频繁呕吐及上腹痛而易与急性胃炎相混淆,但急性胃炎时腹胀并不显著,呕吐后腹部疼痛可缓解,急诊内镜可确诊。

(五)幽门梗阻

本病患者有消化性溃疡病史,多为渐进性,以恶心、呕吐和上腹痛临床症状为主,呕吐物为隔天或隔顿食物。体检可见胃型和自左向右的胃蠕动波,X 线检查可发现幽门梗阻。

(六)胃轻瘫症

胃轻瘫症多由于胃动力缺乏所致,一般病史较长,反复发生,可有糖尿病、系统性红斑狼疮、系统性硬化病等病史。以呕吐为主要表现,呕吐物为数小时前的食物或宿食,伴上腹胀痛,性质以钝痛、绞痛、烧灼痛为主。上腹部膨隆或胃型,无蠕动波,表明胃张力缺乏。上消化道造影提示 4 小时胃内钡剂残留 50%,6 小时后仍见钡剂残留。

六、治疗

本病以预防为主。如上腹部手术后即采用胃肠减压,避免暴饮暴食,对于预防急性胃扩张很重要。

(一)内科治疗

暂时禁食,放置胃管持续胃肠减压,经常变换卧位姿势,以解除十二指肠横部的压迫,促进胃内容物的引流。纠正脱水、电解质紊乱和酸碱代谢平衡失调。低钾血症常因血液浓缩而被掩盖,应予注意。病情好转 24 小时后,可于胃管内注入少量液体,如无潴留,即可开始少量进食。

(二)外科治疗

外科治疗以简单有效为原则,可采取的术式有胃壁切开术、胃壁内翻缝合术、胃部分切除术手术、十二指肠-空肠吻合术。以下情况发生为外科手术指征：①饱餐后极度胃扩张，胃内容物无法吸出；②内科治疗8小时后，临床症状改善不明显；③十二指肠机械性梗阻因素存在，无法解除；④合并有胃穿孔或大量胃出血；⑤胃功能长期不能恢复，静脉高营养不能长期维持者。

术后处理与其他胃部手术相同，进食不宜过早，逐渐增加食量。若经胃肠减压后胃功能仍长期不恢复而无法进食时，可作空肠造瘘术以维持营养。

七、预后

伴有休克、胃穿孔、胃大出血等严重并发症者，预后较差，死亡率高达60％。近代外科在腹部大手术后多放置胃管，并多变换体位。注意水、电解质及酸碱平衡，急性胃扩张发生率及病死率已大为降低。

第四节　胃　石　症

胃石症是指进食某些食物或药物后在胃内聚集形成的特殊凝固物或硬块，既不能被消化，也不能顺利通过幽门部。根据胃石的成因可分为植物性胃石、动物性胃石、药物性胃石及混合性胃石。胃石症则是指胃石引起的上腹部不适、腹痛、腹胀等临床症状。

一、流行病学

胃石症的发病率约为0.4％，我国胃石以植物性结石为主，好发于秋冬季节。

二、病因学

(一)植物性胃石

植物性胃石主要由于食入各种难以消化的水果、蔬菜、植物纤维等与胃酸作用后凝集成块。它在各种胃石中最为多见。

(二)动物性胃石

动物性胃石是由于咽下较多的毛发、兽毛或兽毛制品、难消化的牛羊肉等在胃内缠绕或沉积而成，同时尚可能混有植物纤维等。其中90％患者为女性，多有病态心理或嗜异症等病史。

(三)药物性胃石

药物性胃石是长期服用含钙、铋等无机化学药物或制酸药(如氢氧化铝凝胶、磷酸钙)、中药丸及 X 线造影钡剂等形成。

(四)混合性胃石

混合性胃石是针对胃石的主要成分及其形成因素而言,由多种成分混合而成。

三、病理生理学

(一)植物性胃石

临床上最常见的是植物性胃石,多数因空腹进食大量富含鞣酸、果胶的柿子、黑枣、山楂、石榴等水果引起,而未成熟或未脱涩的果实或果皮中鞣酸含量更高。在胃酸作用下,鞣酸与食物中的蛋白质结合形成不溶于水的沉淀物(即鞣酸蛋白),沉淀在胃内。同时水果中的果胶、树胶遇酸也可发生凝结,并将果皮、纤维及食物残渣胶着在一起形成凝块,许多凝块可互相黏结积聚形成巨大团块状的胃石。若上述食物与鱼、虾、螃蟹等高蛋白食物一同食用,会增大胃石发生的风险。胃石进一步进展,胃石表面的鞣酸等物质,在胃酸作用下进一步结合沉淀,使胃石表面硬度越来越强。

(二)动物性胃石

毛发进入胃内附着于黏膜而不易排出,反复食入,因互相交织缠绕而形成毛发球。乳酸性胃石多见于高浓度奶喂养的低体重新生儿,低体重新生儿胃运动功能弱,高浓度奶可在胃内形成乳酸胃石。

(三)药物性胃石

有些药物成分如碳酸钙、铋剂,以及一些坚硬的中药丸、造影用硫酸钡也有在胃内形成胃石的报道。这些药物可在胃内沉淀,也可在胃酸作用下形成小团块与食物残渣聚结在一起形成胃石。

(四)胃动力异常

胃石的形成与胃动力障碍关系密切。胃石症易发生在老年、消化不良、胃轻瘫症、糖尿病、既往有消化性溃疡及胃大部分切除等患者中,可能与这些患者胃动力下降、胃排空延迟、调节功能下降有关。

四、病理学

胃石形成后其对胃壁存在机械性摩擦、压迫。胃石在胃的蠕动下前进,反复摩擦致使胃黏膜机械性损伤,同时其压迫胃黏膜影响血运,使黏膜受损,胃石反复刺激使胃酸分泌增多,加重了黏膜破损糜烂。胃石越大越不规则,越易引起胃黏膜的损伤,致胃黏膜糜烂、缺血性坏死,甚至导致溃疡、出血、穿孔。

五、临床表现

根据病程可将胃石症分为急性及慢性两型。病程在 6 个月以内为急性,超过 6 个月为慢性,临床以急性者多见。急性型胃石症患者一般在进食大量柿子、山楂等 1～2 小时即可出现临床症状,其临床症状和体征与胃石的大小、形态、性质及对人体消化、运动功能影响程度等因素相关。少数患者可完全无任何临床症状。

(一)临床症状

绝大多数患者可有上腹部不适、疼痛、胀满、沉坠感、食欲缺乏、反酸、胃灼热、吞咽困难、恶心、呕吐等消化系统临床症状。甚至可引起呕血、解黑便等上消化道出血的表现,而导致大量出血则少见。若发生胃穿孔可出现急性腹膜炎的临床症状,胃石若进入小肠也可引起肠梗阻相关临床症状。

(二)体征

查体除中上腹压痛外,一般无其他阳性体征。结石较大者有时可触及腹部滑动性包块。

六、并发症

(一)胃溃疡

溃疡是胃石症患者最常见的并发症,发病率约为 60%,好发于胃角及胃窦。溃疡的形成与胃石对胃壁的机械性摩擦和压迫密切相关。

(二)胃穿孔

胃石的摩擦和压迫及刺激胃酸分泌等作用可使溃疡病灶向深部发展,当其穿透浆膜层则并发穿孔。发生穿孔后胃内容物漏入腹腔又可引起腹膜炎。

(三)出血

胃石所致的糜烂性胃炎及胃溃疡侵犯周围血管时可致胃出血。少量出血可无明显的临床表现,仅大便潜血阳性。出血量多时可表现为呕血、黑便。

(四)消化道梗阻

巨大胃石不易通过幽门口可致机械性梗阻;一些较小的胃石即使通过幽门,

也不易通过小肠,这可引起机械性肠梗阻而导致急腹症。

七、辅助检查

(一)实验室检查

部分患者血常规检查可呈小细胞低色素性贫血。粪便检查初期可见柿皮样物,粪便潜血试验阳性。胃液分析显示胃游离酸较正常人增高。

(二)X 线检查

X 线钡餐透视或气钡双重造影可发现钡剂在胃内产生分流现象,并显示浮于钡剂上层游离性、团块状、圆形或椭圆形充盈缺损区,而胃黏膜结构光整,胃壁柔软。当胃内钡剂排空后仍可见团块影上有条索状、网状或片状钡斑黏附。然而,X 线对较稀疏网状结石很难显示,易造成漏诊。

(三)内镜检查

内镜检查是目前胃石症确诊的首选方法。内镜下可以确定结石的大小、性质,通常于胃底、胃体部可见胃石。临床上最常见的是植物性胃石,因结块成分不同,可呈黄色、棕色、褐色或绿色,常为圆形、椭圆形的单个或多个游离团块,表面光滑或有黏液包裹。毛发性胃石一般为黑色或棕褐色,呈 J 形或肾形,可充满胃体或伸入十二指肠。内镜还可了解胃部有否合并黏膜糜烂、溃疡,并排除恶性病变等其他征象,内镜下还可以应用激光、机械等碎石方法进行有效治疗。

(四)B 超检查

B 超具有无创性,在胃石症的诊断中越来越受到重视。应在饮胃肠造影剂或饮水后观察,胃壁结构及黏膜组织清晰可见,并于胃腔内见数量不等、大小不一、形态不规则的强回声光团,后方均伴有明显声影,探头升压后团块均有不同程度移动。

(五)CT 扫描检查

CT 扫描有较高的准确率,可以将其与肿瘤相鉴别。CT 扫描可见胃腔内边界清楚的卵圆形或不定形,内部回声不均的团块影。

八、诊断与鉴别诊断

(一)诊断

胃石症发病时间多在水果收获季节,可出现上腹部不适、疼痛、胀满、恶心、呕吐等消化系统临床症状。发病前几小时或几天患者有摄入鞣酸含量高的水果

(山楂、柿子等)或较多毛发、特殊药物(硫糖铝、抗酸剂)等病史是胃石症诊断的重要线索。对于临床疑诊胃石症的患者,纤维内镜检查可明确诊断。X线钡餐检查见胃腔内有游动性圆形、椭圆形或不规则充盈缺损亦有确诊价值。

(二)鉴别诊断

胃石症需要同胃壁占位性病变相鉴别,如胃间质瘤。慢性胃柿石患者,因病程较长,临床症状常与慢性胃炎、溃疡病或胃癌相似,内镜检查是最有效的鉴别手段。

九、治疗

胃石症治疗的方法颇多,根据胃石的性质、患者的生理病理状况和医院的设备条件等具体情况而决定采用哪种治疗措施。

(一)内科药物治疗

1.可乐

可乐溶石的机制目前尚未完全清楚,报道的可乐用量及疗程各不相同。一般每天1 500～3 000 mL分次饮用,一般间隔1～2小时饮用200～300 mL,疗程24小时到6周。在一篇系统回顾中显示,50%的植物性胃石患者单纯通过可口可乐治疗获得痊愈,但由于胃石表面结构坚硬,治疗的成功率仅为23%。而且有胃石变小下移至小肠导致肠梗阻的报道。

2.抑酸及抗酸剂

根据胃石的形成机制,胃酸在其形成、发展过程中起重要的作用。应用PPI等抑酸剂,造成胃内低酸的环境,有利于胃石的裂解。同时抑酸剂对胃石引起的胃黏膜糜烂、溃疡均有作用。临床实践表明该法简便易行、安全有效,主要适用于形成不久、较软的胃石及合并糜烂、溃疡病变者。植物性胃石,应用碳酸氢钠治疗的历史悠久,碳酸氢钠可中和胃酸,阻止胃石继续形成,同时其遇水会产生CO_2形成一定压力,更易使胃石逐渐溶解变小。其口服常用量为每次3～4 g,3次/天,7～10天为1个疗程。

3.胃动力药

胃石症的治疗中常用到胃动力药物,如甲氧氯普胺(胃复安)、多潘立酮或西沙必利,可促进胃蠕动以促使已破碎的胃石排出。

4.中医中药

中医学认为胃石症发病机制属于食积不化、蕴结于胃,故以消积化滞、软坚散结、和胃健脾、行气活血之法,常使用散结排石汤。组方主要药物为厚朴、枳实、神曲、麦芽、鸡内金、槟榔、三棱、莪术、桃仁、丹参等,水煮服,2～3 次/天,连服 5～7 天,并随证酌情加减。

5.其他

植物性胃石的化学成分主要为纤维素、鞣酸、果胶等,临床上有应用纤维素酶、木瓜蛋白酶、果胶酶等治疗成功的报道。

(二)内镜下碎石

应用内镜治疗胃石发展很快,搭配方法很多。可以在内镜下用活检钳咬割、钳切、捣击、穿刺破坏胃石包膜或外壳,并反复用水冲洗干净;也可利用内镜手术刀反复剪断胃石包膜和结块;或在内镜下用钢丝圈套器,套切石体,再用兜抓钳抓成碎块,让其自然排出。近年来内镜下激光引爆碎石成为国内外治疗胃石有效的新途径,尤其是较大较硬的胃石。此外,在内镜下微波碎石,也是应用于治疗胃石症的另一种简便方法。常规内镜下暴露结石,通过活检钳孔插入微波天线,选用功率为 60～90 W,将微波电极头对准胃石,通电进行反复烧灼,并变换结石位置,直到胃石灼成蜂窝状或断裂成碎块为止。

(三)体外冲击波治疗

体外冲击波从治疗肾结石发展到治疗胆石症,近年已试用于治疗胃结石获得成功。治疗前 2 天进流质饮食,治疗时不需任何麻醉,嘱患者饮水 500 mL 使胃充盈,俯卧 B 超定位后,以 12 kV 电压每分钟放电 80 次,共冲击 1 500～2 000 次,一般结石便呈破碎状影。治疗过程患者无任何不适,也不会造成胃黏膜损伤。

(四)外科手术治疗

胃结石较大、坚硬难溶,经内科治疗、内镜下碎石、微波或冲击波等治疗未能奏效,或并发较严重胃溃疡、出血、穿孔或梗阻者,以采用外科手术治疗为宜。外科手术治疗常用的术式为切开取石术。缺点是患者痛苦大、费用高、并发症多。

十、预防与预后

胃石症的预防关键在于不要空腹贪吃柿子、山楂、黑枣等食物。以上食物更不可与鱼、虾、螃蟹等高蛋白食物同食。此外,还要注意饮食卫生,避免误食含毛发、骨渣的食物,形成动物性胃石。对于进食山楂、黑枣、柿子后出现消化道临床症状者,应尽早诊断、尽早治疗,以避免胃石形成引起胃黏膜损伤、出血、胃肠道梗阻,避免胃石变硬难以治疗。绝大多数患者早期经过治疗可以痊愈,仅少数患者因相关并发症死亡。

第四章　肠 道 疾 病

第一节　溃疡性结肠炎

一、概述

溃疡性结肠炎又称非特异性溃疡性结肠炎,是一种原因不明的直肠和结肠炎性疾病,呈连续性,非节段分布,病变主要限于大肠黏膜和黏膜下层,以腹泻、黏液脓血便、腹痛、里急后重等为主要表现,多有活动期和缓解期反复慢性病程。

溃疡性结肠炎病因尚不十分明确,可能与基因因素、心理因素、自身免疫因素、感染因素等有关。肠道菌群失调后,一些肠道有害菌或致病菌分泌的毒素、脂多糖等激活了肠黏膜免疫和肠道产酪酸菌减少,引起易感患者肠免疫功能紊乱造成的肠黏膜损伤。

病理表现为病变多数在乙状结肠、直肠,连续性分布,局限于黏膜和黏膜下层,并发穿孔、瘘管,结肠周围脓肿少见。黏膜表面充血,水肿,炎症细胞浸润,出现浅小溃疡,晚期大量肉芽增生,出现炎症息肉。

二、临床表现

(一)临床表现

病程呈慢性经过,多表现为发作期与缓解期交替,少数症状持续并逐渐加重。

1.消化系统表现

(1)腹泻:一般都有腹泻,糊状大便,活动期有黏液脓血,里急后重常见,腹泻和便秘可交替出现。轻者每天腹泻2~4次,重者每天腹泻10次以上。

(2)腹痛:一般轻度至中度腹痛,为左下腹或下腹的阵痛,亦可涉及全腹。有

"疼痛-便意-便后缓解"的规律。若并发中毒性结肠扩张或炎症波及腹膜,有持续性剧烈腹痛。

(3)其他症状:可有腹胀,严重患者有食欲缺乏、恶心、呕吐。

(4)体征:轻、中型患者仅有左下腹轻压痛,有时可触及痉挛的肠壁增厚的降结肠或乙状结肠。重型和暴发型患者常有明显压痛和鼓肠。若有腹肌紧张、反跳痛、肠鸣音减弱,应注意中毒性结肠扩张、肠穿孔等并发症。

2.全身症状

一般出现在中、重型患者,发热少见,活动期有低度至中度发热。

3.肠外表现

可伴有多种肠外表现,如外周关节炎、结节性红斑、巩膜外层炎等,但发病率较克罗恩病低。

4.临床分型

可分初发、慢性复发、慢性持续、急性暴发等型。从病程可分轻、中、重三级。

(二)常见并发症

1.中毒性结肠扩张

中毒性结肠扩张多发生在重型或暴发型患者,结肠病变广泛严重,一般以横结肠为重。常由低钾、钡剂灌肠、使用抗胆碱药或鸦片酊而诱发。表现为病情急剧恶化,毒血症状明显,白细胞计数显著升高。

2.直肠大肠癌变

直肠大肠癌变多见于全结肠炎,幼年起病而病程漫长者。

3.其他并发症

如出血、穿孔、梗阻瘘管、肛门直肠周围脓肿等,较少见。

三、辅助检查

(一)血液检查

贫血多由慢性失血、营养不良所致,白细胞计数升高,红细胞沉降率和 C 反应蛋白升高是活动期的标志,缓解期血 α_2-球蛋白增加为复发先兆,严重者凝血酶原时间延长,凝血因子Ⅷ活性升高,血清蛋白及钠、钾、氯降低。

(二)粪便检查

黏液脓血便,无特异病原体。

(三)钡剂灌肠检查

应用气钡双重对比造影。病变以直肠、乙状结肠为主,弥漫病变。多发性浅溃疡,管壁边缘毛糙呈毛刺状或锯齿状,亦可呈多个小的圆形或卵圆形充盈缺损,肠壁变硬,可呈铅管状。重型和暴发型患者不宜行钡餐灌肠,以免加重病情或诱发中毒性巨结肠。

(四)结肠镜检查

结肠镜有确诊价值,可见直肠、乙状结肠弥漫性病变,病变之间无正常黏膜,黏膜呈细颗粒状,有糜烂及浅溃疡,脆性增加,易出血,后期可见炎性息肉。

四、诊断与鉴别诊断

(一)诊断

具有持续或反复发作的腹泻和黏液血便、腹痛,伴(或不伴)有不同程度全身症状者,在排除细菌性痢疾、阿米巴痢疾、慢性血吸虫病、肠结核等感染性肠炎,以及克罗恩病、缺血性肠炎、放射性肠炎等基础上,具有结肠镜检查特征性改变中至少1项及黏膜活检或具有X线钡剂灌肠检查征象中至少1项,可以诊断本病;临床表现不典型而有典型结肠镜检查表现或典型X线钡剂灌肠检查表现者也可诊断本病。一个完整的诊断应包括疾病的活动度、严重度、病变范围、全身表现及并发症。

(二)鉴别诊断

1.慢性细菌性痢疾

常有急性菌痢病史,粪便检查可分离出痢疾杆菌,结肠镜检查时取黏液脓性分泌液培养的阳性率较高,抗菌药物治疗有效。

2.阿米巴痢疾

病变主要侵犯右侧结肠,结肠溃疡较深,边缘潜行,溃疡间的黏膜多属正常。粪便检查可找到溶组织阿米巴滋养体或包囊,抗阿米巴治疗有效。

3.血吸虫病

有疫水接触史,常有肝脾大,粪便检查发现血吸虫卵,直肠镜检查在急性期可见黏膜黄褐色颗粒,活检黏膜压片或组织病理检查发现血吸虫卵。

4.大肠癌

多数患者中年以后发病,经直肠指检常可触及肿块,结肠镜与X线钡剂灌肠检查对鉴别诊断有价值。

5.肠易激综合征

粪便有黏液但无脓血,结肠镜检查无器质性病变证据。

6.其他

尚需与肠结核、克罗恩病、缺血性结肠炎等鉴别。

五、治疗原则

(一)一般治疗

活动期患者应充分休息,调整情绪、心情舒畅,减少精神和体力负担,可给予心理治疗,精神紧张者可适当给予镇静药,给予流质无渣饮食,待病情好转后给予营养丰富的少渣饮食,病情严重者应禁食,给予胃肠外营养治疗,重症或病情暴发的患者,应注意纠正水、电解质、酸碱平衡紊乱,低蛋白血症者应输注入血清蛋白,贫血患者可给予输血。

(二)对症治疗

腹痛、腹泻患者可使用抗胆碱药物或止泻药如地芬诺酯等,可口服蒙脱石散3 g,每天3次,减轻症状,对重症继发感染者,应给予抗菌治疗,可选用甲硝唑等配合治疗。

(三)药物治疗

1.柳氮磺吡啶

柳氮磺吡啶是治疗本病的有效药物,适用于轻、中度患者,用药方法为活动期每次1 g,每天2次,逐步增加每次1 g,每天4次,需用药3~4周,然后维持剂量可减少至每天2 g,分次服用,维持1~2年。

2.5-氨基水杨酸

5-氨基水杨酸主要有美沙拉嗪、奥沙拉嗪和巴柳氮等,最适用于对柳氮磺吡啶不耐受的患者。用药方法:活动期美沙拉嗪每次1 g,每天4次,病情缓解减量至每次0.5 g,每天3次,该类药物不良反应少。

3.糖皮质激素

糖皮质激素适用于氨基水杨酸制剂疗效不佳的急性发作,特别适用于重型活动期患者及急性暴发型患者。用药方法:一般口服泼尼松40 mg/d,后每1~2周减5 mg,直至20 mg/d,后再每次减2.5 mg,直至10 mg/d;重症患者先予以较大剂量静脉注射,如氢化可的松200~300 mg/d,或地塞米松10 mg/d,1~2周改为口服泼尼松60 mg/d,病情缓解后逐渐减量至停药。

4.免疫抑制剂

免疫抑制剂有硫唑嘌呤或巯嘌呤、环孢素、甲氨蝶呤,适用于对激素治疗效果不佳或对激素依赖的慢性持续性病例。

5.中医中药

目前应用比较广泛的是复方锡类散灌肠剂(锡类散 0.6 g 加 0.2 g 的小檗碱或庆大霉素 80 000 U 入 100 mL 生理盐水中),一般每天 1~2 次保留灌肠,约 1 周后可见症状好转,但大部分患者需长期治疗。

(四)手术治疗

1.紧急手术

紧急手术指征:并发大出血、肠穿孔、重型患者特别是合并中毒性结肠扩张经积极内科治疗无效且伴严重毒血症者。

2.择期手术

择期手术指征:①并发大肠癌变;②慢性活动性患者内科治疗效果不理想而严重影响生活质量,或虽然用糖皮质激素可控制病情但不良反应太大不能耐受者。一般采用全结肠切除加回肠造瘘术。

六、预后

疾病预后方面,大部分患者反复发作;少部分患者一次发作后即停止;少部分患者病情呈慢性持续活动。严重发作特别是有并发症及年龄大者预后不良,慢性持续活动反复发作频繁,预后不良,应合理选择手术治疗,病程慢长者病变危险性增加,应注意随访。

第二节 克罗恩病

克罗恩病是指病因不明的慢性胃肠道炎症肉芽肿性疾病,又称局限性肠炎、肉芽肿性肠炎或节段性肠炎。本病和溃疡性结肠炎合称炎症性肠病。其病变特点为非特异性炎症,病变呈节段性分布,主要侵犯回肠和邻近结肠,发病多为青壮年,欧美国家多见,临床上以腹痛,腹泻,腹块、瘘管形成和肠梗阻为特点。

一、概述

克罗恩病病因和发病机制尚不清楚。研究发现可能与以下因素有关。

(一)环境因素与宿主黏膜免疫防御功能的平衡

吸烟、饮食、心理和社会因素等可能与炎症性肠病有关。吸烟可影响体液和细胞免疫,增加结肠黏膜的分泌,减少结肠蠕动,可促进克罗恩病的发展。

有研究提示,肠菌与宿主黏膜免疫防御能力的失衡可能是炎症性肠病的重要因素。某些细菌、病毒等因素启动了肠道炎症并破坏了上皮细胞的完整性,使肠道内源性菌群产生的某些物质如脂多糖等作为炎症刺激物激活肠黏膜淋巴细胞、巨噬细胞,释放各种炎症因子,产生一系列炎症反应和组织损伤,甚至逐步放大,使炎症慢性化。

(二)易感基因

流行病学调查显示炎症性肠病具有遗传易感性,其主要证据来源于不同人种的炎症性肠病发病率、家族聚集现象等。如炎症性肠病患者一级亲属发病率显著高于普通人群,而患者配偶的发病率不增加;单卵双胞胎发病率显著高于双卵双胞胎。炎症性肠病不仅是多基因病,而且亦是遗传异质性疾病。

(三)免疫

在炎症性肠病的发病中,适应性免疫占主导地位。黏膜 T 细胞功能异常在炎症性肠病发病中起重要作用,研究表明,炎症性肠病发生与辅助性 T 细胞或辅助 T 介导的免疫反应有关。克罗恩病患者的辅助性 T 细胞存在异常激活。另外,肠道非特异性免疫细胞及非免疫细胞如血管内皮细胞、上皮细胞等亦参与免疫炎症反应。机体免疫反应中释放出各种因子和递质,从而导致肠道炎症反应。此外,反应性氧代谢产物和一氧化氮等可以损伤肠上皮。

二、临床表现与主要并发症

(一)临床表现

克罗恩病的病程呈慢性,长短不等的活动期与缓解期交替,有终身复发倾向,其临床表现主要体现在以下几点。

1.消化系统表现

(1)腹痛:为最常见症状,多位于右下腹或脐周,间歇性发作,常为痉挛性阵痛伴肠鸣音增加,常于进餐后加重,排便或肛门排气后缓解。出现持续性腹痛和明显压痛,提示炎症波及腹膜或腹腔内脓肿形成,全腹剧痛和腹肌紧张,可能是病变肠段急性穿孔所致。

(2)腹泻:先是间歇发作,病程后期可转为持续性。粪便多为糊状,一般无脓血或黏液。病变涉及下段结肠或肛门直肠者,可有黏液血便及里急后重。主要原因是炎症,肠段蠕动增加,继发性吸收不良等。

（3）腹部肿块：多位于右下腹与脐周，质地中等，有压痛。

（4）瘘管形成：是克罗恩病的临床特征之一，肠段之间内瘘形成可致腹泻加重及营养不良。肠瘘通向的组织和器官因粪便污染可致继发性感染。外瘘或通向膀胱、阴道的内瘘均可见粪便与气体排出。

2.全身表现

（1）发热：间歇性低热或中度热常见，少数呈弛张高热伴毒血症，发热多由肠道炎症或继发感染引起。

（2）营养障碍：表现为消瘦、贫血、低蛋白血症和维生素缺乏等。青春期前患者常有生长发育迟滞。

（3）肠外表现：可有全身多系统损害。肠外表现包括关节炎、杵状指、结节性红斑、葡萄膜炎、虹膜睫状体炎等。

（4）其他：肛门直肠周围病变、瘘管、脓肿、肛裂等。

（二）主要并发症

主要并发症中肠梗阻为最常见，其次是腹腔内脓肿，可发现吸收不良综合征，肠穿孔或大量便血少见。严重毒血症者，可发生中毒性结肠扩张。

三、辅助检查

（一）血液检查

有贫血，白细胞计数增多，红细胞沉降率加快，病变活动时血清溶菌酶升高。

（二）粪便潜血检查

阳性，黏液脓血便一般在病变累及左侧结肠和直肠时出现。

（三）X 线钡餐检查

呈节段性病变，也可有跳跃征象；黏膜皱襞粗乱，呈铺路卵石样充盈缺损、肠腔边缘呈小锯齿状，典型线样征，肠腔狭窄，呈细条状钡影（特征性病变）。

（四）结肠镜检查

近段结肠病变呈节段性，黏膜呈铺路石样，有纵行或匐行性溃疡，肠腔狭窄，病变间黏膜正常，活检可见非干酪坏死性肉芽肿。

四、诊断与鉴别诊断

（一）诊断

世界卫生组织推荐的克罗恩病诊断要点包括临床表现、X 线、内镜、活检等几方面内容。详细内容见表 4-1。

表 4-1　世界卫生组织推荐的诊断要点

项目	临床表现	X 线表现	内镜表现	活检	切除标本
非连续性/节段性病变		＋	＋		＋
铺路石样或纵行溃疡		＋	＋		＋
全壁性炎症病变	＋(腹块)	＋(狭窄)	＋(狭窄)		＋
非干酪性肉芽肿				＋	＋
裂沟、瘘管	＋	＋			＋
肛门部病变	＋			＋	＋

(二)鉴别诊断

1.肠结核

肠结核多继发于开放性肺结核;病变主要涉及回盲部,有时累及邻近结肠,但不呈节段性分布;结核菌素试验阳性,对鉴别有困难者,建议先行抗结核治疗观察疗效。有手术适应证者可行手术探查。

2.小肠恶性淋巴瘤

如 X 线检查见小肠结肠同时受累、节段性分布、裂隙状溃疡、鹅卵石征、瘘管形成等,有利于克罗恩病诊断;如 X 线检查见一肠段内广泛侵蚀、呈较大的指压痕或充盈缺损,B 超或 CT 检查肠壁明显增厚、腹腔淋巴结肿大较多,支持小肠恶性淋巴瘤诊断。必要时手术探查可获病理确诊。

3.溃疡性结肠炎

溃疡性结肠炎是需要与克罗恩病进行鉴别诊断的常见病症,两者的鉴别参见表 4-2。

表 4-2　溃疡性结肠炎和克罗恩病的鉴别

鉴别点	结肠克罗恩病	溃疡性结肠炎
症状	有腹泻,但脓血便少见	脓血便多见
病变分布	呈节段性	病变连续
直肠受累	少见	绝大多数受累
末段回肠	多受累	少有受累
肠腔狭窄	多见,偏心性	少见,中心性
瘘管形成	多见	罕见
内镜	纵行或匐行溃疡,伴周围黏膜正常或鹅卵石样改变	溃疡浅,黏膜弥漫性充血水肿,颗粒状,脆性增加

续表

鉴别点	结肠克罗恩病	溃疡性结肠炎
病理	裂隙状溃疡,上皮样肉芽肿,黏膜下层淋巴细胞聚集,局部炎症	固有膜全层弥漫性炎症,隐窝脓肿,隐窝结构明显异常,杯状细胞减少

4.急性阑尾炎

腹泻少见,常见转移性右下腹痛,压痛限于麦氏点,血常规白细胞计数增高更为显著,有时需剖腹探查才能明确诊断。

5.盲肠癌

40 岁以上,病程进行性发展,右下腹块质坚、有结节感,X 线钡剂灌肠可见盲肠充盈缺损,结肠镜活检可鉴别。

6.急性出血坏死性肠炎

节段性分布,以空肠病变为主,有地区性、季节性,有不洁饮食史,多有便血,毒血症明显,但病程短,少复发。

7.其他

尚需与血吸虫病、慢性菌痢等鉴别。

五、治疗

克罗恩病的治疗目的是控制病情活动、维持缓解及防治并发症,治疗原则包括一般治疗、药物治疗和手术治疗等方面。

(一)一般治疗

克罗恩病的一般治疗包括饮食调理和营养补充,补充多种维生素及微量元素。严重营养不良、肠瘘及短肠综合征者给予全胃肠外营养治疗;病情重者给予禁食、输液、清蛋白、广谱抗生素治疗;腹痛、腹泻者给予对症治疗。

(二)药物治疗

克罗恩病的药物治疗包括糖皮质激素、氨基水杨酸剂、免疫抑制剂和抗菌药等药物。

1.糖皮质激素

糖皮质激素是目前控制病情活动最有效的药物,适用于本病活动期,但腹腔化脓、有瘘管形成者禁用。

2.氨基水杨酸制剂

氨基水杨酸制剂对控制轻、中型患者的活动性有一定疗效,但主要适用于病变局限在结肠者。

3.免疫抑制剂

硫唑嘌呤或巯嘌呤适用于对糖皮质激素治疗效果不佳或对糖皮质激素依赖的慢性活动性病例,加用这类药物后可逐渐减少糖皮质激素用量乃至停用,但有白细胞计数减少,胃肠道反应等不良反应。

4.抗菌药

其他某些抗菌药物如甲硝唑、环丙沙星等应用于本病有一定疗效,某些促炎细胞因子的拮抗剂用于本病活动期有显著疗效。

(三)手术治疗

手术治疗复发率高,一般不采用。手术适应证包括完全性肠梗阻、瘘管与脓肿形成、急性穿孔或不能控制的大量出血。

六、预后

预后方面,本病可经治疗好转,也可自行缓解。但多数患者反复发作,迁延不愈。

第三节 肠易激综合征

肠易激综合征是一组包括腹痛、腹胀,排便习惯改变和大便性状异常,黏液便等表现的临床综合征,持续存在或反复发作,经检查,可排除引起这些症状的器质性疾病。本病是最常见、最典型的一种功能性肠道疾病。

本病可持续存在或反复发作,是最常见的一种功能性肠道疾病,对普通人群进行问卷调查,欧美国家10%～20%有肠易激综合征症状,我国北京和广州分别为7.3%和5.6%。中青年患者居多,50岁以后首次发病少见,男女比例约为1∶2。

一、概述

(一)病因

肠易激综合征病因尚不明确,找不到任何解剖学的原因。目前认为,肠易激综合征的病理生理学基础主要是胃肠动力异常和内脏感觉异常,其机制尚未阐明。肠道感染和精神心理障碍是肠易激综合征发病的重要因素。

1.胃肠动力异常

正常生理状况下,结肠高幅收缩波主要出现在进食或排便后,与内容物长距离推进运动有关,腹泻型肠易激综合征高幅收缩波明显增加。结肠的基础电节律为慢波频率 6 次/分,而 3 次/分的慢波频率与分节收缩有关,肠易激综合征以便秘、腹痛为主者 3 次/分的慢波频率明显增加。放射性核素显像技术发现便秘型肠易激综合征患者口-盲肠通过时间较正常人明显减慢,而腹泻型正好相反。

2.精神因素

应激对胃肠运动有明显影响。肠易激综合征患者存在个性异常,抑郁、焦虑积分显著高于正常人,应急事件发生频率也高于正常人。

3.内脏感觉异常

回肠运动研究显示,回肠推进性蠕动增加可使 60％肠易激综合征患者产生腹痛,而在健康对照组仅为 17％。直肠气囊充气试验表明,肠易激综合征患者充气疼痛阈值明显低于正常对照组。

4.感染

部分患者肠易激综合征发生于肠道感染治愈之后,研究表明,肠易激综合征可能与肠黏膜的低度炎症有关,如肥大细胞脱颗粒,炎症递质高度表达等。

5.其他

约 1/3 患者对食物不耐受而诱发症状加重。研究还发现某些肽类激素如缩胆囊素可能与肠易激综合征症状有关。

(二)临床分型

肠易激综合征大致分为以下 3 种类型。

(1)以运动障碍为主要表现,如便秘。

(2)以分泌障碍为主要表现,如腹泻。

(3)混合表现。

二、临床表现

肠易激综合征起病隐匿,症状反复发作或慢性迁延,病程可长达数年至数十年,全身健康状况却不受影响。饮食、精神等因素常诱发,使症状复发或加重。最主要的临床表现是腹痛与排便习惯和粪便性状的改变。主要临床表现有以下几种。

(一)腹痛

几乎所有肠易激综合征患者均有不同程度腹痛,部位不定,以左下腹和下腹多见。多在排便或排气后缓解。极少数在睡眠中痛醒。

(二)便秘

排便困难,粪便干结、量少,呈细杆状或羊粪状,表面可附黏液。

(三)腹泻

一般每天 3～5 次,少数严重发作期可多达数十次。大便多呈稀糊状,亦可为成形软便或稀水样。多带有黏液,有的患者粪质少而黏液量很多,但绝无脓血。部分患者腹泻与便秘交替发生,排便不干扰睡眠。

(四)其他消化道症状

多伴有腹胀感,可有排便窘迫感、排便不尽感。部分患者可同时有消化不良症状。

(五)全身症状

相当一部分患者有焦虑、抑郁、头晕、头痛、失眠等精神症状。

(六)其他

无明显体征,在相应部位可有压痛,有的可触及腊肠样肠管,直肠指检可感到肛门痉挛、张力增高,亦可有触痛。

三、辅助检查

肠易激综合征一般无特殊辅助检查项目,诊断要点主要以临床诊断为主。

四、诊断与鉴别诊断

(一)诊断

根据功能性胃肠病的罗马Ⅲ诊断标准的有关规定。具有反复发作的腹痛或不适,近 3 个月内每个月至少有 3 天出现以下症状中的 2 种或多种则可诊断:①排便后症状缓解。②发作时伴有大便性状改变。③发作时伴有排便频率改变。

以下症状不是诊断所必备,但属肠易激综合征常见症状,这些症状越多则越支持肠易激综合征的诊断:排便频率异常(每天排便＞3 次或每周排便＜3 次);粪便性状异常(块状硬便或稀水样便);粪便排出过程异常(费力、急迫感、排便不净感);黏液便;胃肠胀气或腹部膨胀感。

(二)鉴别诊断

(1)腹痛为主者应与引起腹痛的疾病鉴别。

(2)腹泻为主者应与引起腹泻的疾病鉴别,其中乳糖不耐受症常见且鉴别困难。

(3)以便秘为主者应与引起便秘的疾病鉴别,其中习惯性便秘及药物不良反应引起的便秘常见。

五、治疗

主要是积极寻找并去除促发因素和对症治疗,强调综合治疗和个体化治疗。肠易激综合征的治疗包括一般治疗、药物治疗、精神心理治疗等方面。

(一)一般治疗

首先,积极寻找并去除促发因素;其次,明确饮食习惯与症状的关系,避免或减少下列食品的摄入:产气食品如奶制品、豆类等,高脂肪食品,果糖和山梨醇的食物。高纤维素食品,能够增加肠道转运,可改善便秘症状。

(二)药物治疗

(1)胃肠解痉药可作为症状重的腹痛的短期对症治疗。钙通道阻滞药对腹痛、腹泻有效。

(2)止泻药适用于腹泻症状较重者,但不宜长期使用。

(3)泻药也不宜长期使用。

(4)抗抑郁药,如阿米替林或丙米嗪等。

(5)其他:肠道菌群调节药,可纠正肠道菌群失调;促胃肠动力药,有助便秘改善。

(三)精神心理治疗

常用的精神心理疗法包括心理治疗、催眠疗法、认知行为疗法和抗抑郁抗焦虑疗法。

第四节 肠 结 核

肠结核(inflammatory bowel disease,ITB)是结核分枝杆菌侵犯肠道引起的慢性特异性感染。可以累及胃肠道的任何节段,以回盲部受累多见。临床表现相对不典型,无特异性,常表现为慢性腹痛。

一、流行病学

受年龄、性别、社会经济因素、个体免疫状态、结核分枝杆菌基因型等因素的影响,肺外结核的流行病学在世界范围内变化较大。在免疫系统完整的结核病患者中,约 20% 为肺外结核,而在人类免疫缺陷病毒阳性的结核病患者中,50% 为肺外结核。ITB 是第六大常见的肺外结核病,占所有结核病的 1%～3%。

二、病因学

ITB 主要由人型结核分枝杆菌引起。少数地区因饮用受污染的牛奶或乳制品而发生牛型结核分枝杆菌 ITB。

结核分枝杆菌侵犯肠道主要有以下 4 条途径。①经口感染:患者多有开放性肺结核或喉结核,因经常咽下含结核分枝杆菌的痰液引起本病;或者经常和开放性肺结核患者密切接触而被感染。②血行播散引起,见于活动性肺结核或粟粒性结核。③摄食污染的牛奶或食物。④邻近结核病灶直接蔓延,如女性生殖器结核直接蔓延引起。

三、病理生理学

ITB 多累及回盲部,可能与以下因素有关。

(1)含结核分枝杆菌的肠内容物在回盲部停留较久,增加局部肠黏膜感染的机会。

(2)结核分枝杆菌易侵犯淋巴组织,而回盲部有丰富的淋巴组织。菌体穿透黏膜层,在黏膜下淋巴组织定植,启动炎症反应,导致淋巴管炎、动脉内膜炎、肉芽肿形成、干酪样坏死、黏膜溃疡、瘢痕形成等病变。

四、病理学

ITB 主要位于回盲部,即回盲瓣及其邻近的回肠和结肠,其他部位依次为升结肠、空肠、横结肠、降结肠、阑尾、十二指肠和乙状结肠等处,少数见于直肠,偶见胃结核、食管结核。ITB 的病理特征主要是肠壁和局部淋巴结的炎症和纤维组织增生。病理类型随人体对结核分枝杆菌的免疫力与变态反应的情况而定。如果机体变态反应强,病变则以渗出性变为主;当细菌数量多、毒力大,可有血管内血栓形成、集合淋巴结、淋巴结炎症、干酪样坏死和溃疡形成,称为溃疡型 ITB。若机体免疫状态良好,感染较轻则表现为肉芽组织增生、纤维化,发展为增生型 ITB。局部淋巴结常有干酪样坏死,但黏膜肉芽肿组织中并不常见。按照大体病理,ITB 分为以下 3 型。

(一)溃疡型

该型最常见,约占60%。肠壁的淋巴组织呈充血、水肿及炎性渗出性病变,进一步发展为干酪样坏死,随后形成溃疡。溃疡呈横行,边缘不规则,深浅不一,可深达肌层或浆膜层,并累及周围腹膜或邻近肠系膜淋巴结。因溃疡基底多有闭塞性动脉内膜炎,故较少发生肠出血。因在慢性发展过程中,病变肠段常与周围组织紧密粘连,所以溃疡一般不发生急性穿孔,因慢性穿孔而形成的腹腔脓肿或肠瘘亦远较克罗恩病少见。在病变修复过程中,大量纤维组织增生和瘢痕形成可导致肠道变形和狭窄。

(二)增生型

该型约占10%,病变多局限于回盲部,瘢痕形成,纤维组织增生,假性瘤样病变,上述病变均可使肠腔变窄,引起梗阻。

(三)混合型

该型约占30%,回盲瓣周围形成炎性包块,肠壁增厚兼有溃疡形成。相比较其他节段的病变,混合型ITB更多见于回盲肠的病变。

五、临床表现

ITB的症状、体征缺乏特异性,可以表现为急性、慢性或者慢性急性加重,并以后者最为常见。因此ITB的诊断有一定难度,对可疑患者需要高度警惕,尤其是面对高危人群的时候。

(一)症状

非特异性慢性腹痛是最常见的症状,80%~90%患者可发生腹痛。食欲减退、疲劳、发热、盗汗、体重减轻、腹泻、便秘、血便都有可能发生。

(二)体征

20%~25%患者右下腹可触及包块。腹水有助于和克罗恩病鉴别诊断,因为后者极少发生腹水。瘘管和肠腔狭窄也可以发生,在进展的肠腔狭窄和肠粘连中,肠梗阻是最常见的并发症。

六、辅助检查

(一)实验室检查

50%~80%患者常规实验室检查可发现轻度贫血,红细胞沉降率增快,白细胞计数一般正常。ITB患者P球囊扩张术试验通常阳性,但此检查价值有限,因为阳性结果不能区分是疾病活动还是接种疫苗所致,γ干扰素释放实验也不能区分是潜伏感染还是疾病活动。

(二)影像检查

口服和静脉注射造影剂,进行增强 CT 扫描是最有效的检查方式,可以很好地评估腔内、腔外病变情况及病变程度。ITB 最常见的表现是回盲部肠壁同心圆状增厚,伴或不伴肠段近端扩张。偶尔可见盲肠内侧肠壁不对称性增厚,病灶相邻的肠系膜可见到特征性淋巴结病变,CT 上表现为中央低密度影,是干酪样坏死液化的结果。肠壁增厚,回盲瓣受累,淋巴结低密度影,肠系膜和腹膜后边缘强化,均提示结核病而非克罗恩病。

腹部的 X 线检查一般无特异性,全消化道钡餐或者钡剂灌肠可以提示黏膜溃疡、狭窄、盲肠变形及回盲瓣关闭不全。

七、诊断

若有已知的活动性肺结核(有或无胸片提示)并且有临床、内镜和/或影像学结果提示 ITB,可以初步诊断为 ITB。确诊有赖于活检和病菌培养,获取标本的最有效的非手术性方法是结肠镜取活检。

(一)一般原则

有活动性肺结核(有或无胸片证实),结合临床、内镜和/或影像结果提示 ITB。但是临床 ITB 患者胸片阳性率50%。

确定诊断有赖于组织活检和病菌培养,80%以上患者可据此明确诊断。结肠镜取活检是最有效的非手术性诊断步骤。有条件的情况下,对活检标本进行聚合酶链式反应可简化诊断程序,因为该试验较常规培养有更高的灵敏度,并且可在 48 小时内得到结果。

(二)结肠镜检查

回盲部 ITB 内镜下表现为溃疡、狭窄、结节、假性息肉、纤维束、瘘管和/或回盲瓣变形。ITB 的溃疡呈环形,周围黏膜呈炎性改变。可见回盲瓣口成扩张样,周围皱褶簇集或者回盲瓣成鱼嘴样扩张。

(三)组织学

一般说来,ITB 的肉芽肿比较大,呈连续性,常常伴有干酪样坏死,有类上皮细胞排列,黏膜下可见不成比例的炎症反应。ITB 典型的组织学特征如干酪样肉芽肿、抗酸染色阳性率不足 33%。而当出现如下情况时,更有助于 ITB 的诊断:连续性肉芽肿,肉芽肿直径>400 μm,一个节段的活检组织>5 个肉芽肿,肉芽肿位于黏膜下层或者肉芽组织中。

若根据患者表现、影像结果、内镜表现(缺乏组织活检和/或培养结果证实)高度怀疑 ITB,可进行经验性抗结核治疗,用药两周后若症状未见好转者进行重新评估,必要时腹腔镜探查和/或开腹手术探查以明确诊断。当对患者的 ITB 怀疑系数较低时,在决定经验性抗结核治疗前采用腹腔镜探查或手术探查评估可疑诊断。

八、鉴别诊断

ITB 需要同以下疾病鉴别:克罗恩病、放线菌病、组织胞浆菌病、阿米巴感染、耶尔森菌病、盲肠炎、淋巴瘤、大肠癌、黏液囊肿,以及药物性损害(如非甾体抗炎药引起的损害)等。决定性鉴别依赖于活检组织的培养及病理结果。随着结核病的抬头趋势,鉴别克罗恩病和 ITB 越来越重要,ITB 误诊为克罗恩病给予激素和生物制剂治疗带来的后果可能是灾难性的。

然而,克罗恩病和 ITB 的表现有重叠,鉴别二者有一定难度,需要结合临床表现、影像学资料、内镜表现和病理结果进行(表 4-3)。

表 4-3 克罗恩病和 ITB 鉴别诊断

鉴别项目	CD	ITB
临床表现	肛周病变	发热>38.5 ℃ 胸片有肺结核的证据
影像学表现 (CT/MRI)	对称性肠壁增厚 肠系膜顺纤维脂肪增厚(爬行脂肪) 肠系膜血管怒张(梳状征) 盲肠周围淋巴结均一肿大	肠壁增厚不对称 肿大的淋巴结中央坏死 腹水
内镜	线性(纵形)溃疡 阿弗他溃疡 鹅卵石样黏膜 回盲瓣完整 病变跳跃性 肛门直肠病变	横向(环形)溃疡 黏膜肥厚 瘢痕/纤维带/炎性息肉 回盲瓣扩张/破坏 充血性结节
组织学	单纯肉芽肿 远离肉芽肿处的组织结构紊乱	干酪样肉芽肿或者抗酸染色阳性 肉芽肿融合(>5/活检),大(直径>200 μm) 溃疡内排列类上皮细胞 黏膜下不成比例的炎症

有时候 ITB 的诊断很难确立,对于出现以下情况者:患者临床表现、影像结果、内镜表现等缺乏组织活检和/或培养结果证实高度怀疑 ITB,可进行经验性抗结核治疗,一般 ITB 患者进行两周的抗结核治疗后,临床症状有所好转。对于临床无应答的患者,有必要进行手术探查以评估其他诊断,如克罗恩病、淋巴瘤或是恶性肿瘤。类似的,当对患者的 ITB 怀疑系数较低且上述检查未见异常时,可采用腹腔镜探查或手术探查评估可疑诊断。

九、治疗

ITB 的治疗方案要根据临床表现的缓急及是否出现并发症而定。若出现闭襻性肠梗阻、肠缺血、肠穿孔、大出血或者腹膜炎,在对症处理的同时需要进行急诊手术探查,一般状况稳定后再进行抗结核治疗。对于亚急性表现的患者首选抗结核治疗,两周内症状可以得到相对迅速的改善。但是并不排除治疗过程中瘢痕组织形成导致狭窄加重的可能。

一般说来,ITB 化疗与肺结核类似,两个月的利福平、异烟肼、吡嗪酰胺或乙胺丁醇加 4~7 个月利福平或异烟肼,建议按照世界卫生组织的直接督导下短程化疗指南,采取顿服或者每周两次的口服用药。初次用药,治疗方案要根据药敏结果调整。

轻度肠梗阻和肠瘘可能对抗结核药物有反应,大多数轻至中度肠腔狭窄也可以采取非手术治疗。肠梗阻是最常见的并发症,可能是由于肠腔狭窄或肠粘连进展而来,但是抗结核治疗本身也可能导致瘢痕形成。复杂性和/或严重的狭窄对药物反应差,重度肠梗阻可能需要手术切除梗阻肠段。手术切除需要保守,在某些病例中,复杂性小肠狭窄可以进行狭窄重建,避免了主要部位肠段的切除。对于肠梗阻搭桥手术应该避免,因为涉及盲襻综合征的并发症。结肠镜球囊扩张或许可以替代手术治疗,虽然目前经验有限,但是此技术可以治疗有症状的短段回肠狭窄。

第五章　肝脏疾病

第一节　病毒性肝炎

一、乙型病毒性肝炎

乙型病毒性肝炎又称慢性乙型肝炎,是由乙型肝炎病毒(hepatitis B virus, HBV)引起的以肝脏病变为主的慢性传染性疾病。HBV 是一种部分双链 DNA 病毒,有多种血清标志物。乙型病毒性肝炎主要通过血液或体液传播。乙型病毒性肝炎的临床结局与病毒复制及宿主免疫反应的相互作用密切相关。多数患者可以无症状,部分患者可以出现食欲减退、恶心、上腹不适、肝区痛、乏力等症状,可有黄疸、发热、肝大及肝功能损害。一些患者可慢性化,甚至发展成肝硬化,少数可发展为肝癌。婴幼儿期感染的乙型病毒性肝炎患者,男性约 40% 及女性约 15% 最终死于肝硬化或者肝癌。除降低肝脏炎症外,长期抗病毒治疗可以逆转肝纤维化及降低肝癌风险。HBV 疫苗的接种使全球新发乙型病毒性肝炎发病率显著降低。尽管 HBV 疫苗及抗病毒药可以有效预防和治疗 HBV 感染,但全球的乙型病毒性肝炎疾病负担仍然很重。

(一)流行病学与病原学

HBV 感染呈世界性流行,但不同地区 HBV 感染的流行强度差异很大。据世界卫生组织报道,全球约有 2.6 亿慢性 HBV 感染者,非洲地区和西太平洋地区占 68%。全球每年约有 88.7 万人死于 HBV 感染相关疾病,其中肝硬化占 30%,原发性肝细胞癌(hepatocellular carcinoma,HCC)占 45%。我国肝硬化和 HCC 患者中,由 HBV 所致者分别为 77% 和 84%。东南亚和西太平洋地区一般人群的 HBV 流行率分别为 2% 和 6.2%。亚洲 HBV 地方性流行程度各不相同,多数亚洲地区为中至高流行区,少数为低流行区。

HBV 主要经血(如不安全注射等)、母婴及性接触传播,不发达国家母婴传播和儿童之间的平行传播是主要感染途径,发达国家性传播和毒品注射传播是重要途径。乙型肝炎 e 抗原(hepatitis B e antigen,HBeAg)阳性母亲的母婴传播概率较高,HBeAg 阴性母亲的母婴传播概率较低。HBV 属嗜肝 DNA 病毒科,基因组长约 3.2 kb,为部分双链环状 DNA,其基因组编码乙型肝炎表面抗原、乙型肝炎核心抗原、HBeAg、病毒多聚酶和 HBX 蛋白。HBV 的抵抗力较强,但 65 ℃10 小时、煮沸 10 分钟或高压蒸汽均可灭活 HBV。环氧乙烷、戊二醛、过氧乙酸和碘伏对 HBV 也有较好的灭活效果。HBV 至少有 9 个基因型(A 型~I 型),我国以 B 型和 C 型为主。HBV 的基因型与疾病进展和干扰素治疗应答有关,与 C 基因型感染者相比,B 基因型感染者较少进展为慢性肝炎、肝硬化和 HCC。HBeAg 阳性患者对 α 干扰素治疗的应答率,B 基因型高于 C 基因型,A 基因型高于 D 基因型。病毒准种可能在 HBeAg 血清学转换、免疫清除以及抗病毒治疗应答中具有重要意义。

HBV 感染的自然史取决于病毒、宿主和环境之间的相互作用。HBV 感染时的年龄是影响慢性化的最主要的因素。在围产期和婴幼儿时期感染 HBV 者中分别有 90% 和 25%~30% 将发展成慢性感染,而 5 岁以后感染者仅有 5%~10% 发展为慢性感染。我国的 HBV 感染者多为围产期或婴幼儿时期感染。慢性乙型肝炎患者肝硬化的年发生率为 2%~10%;肝硬化代偿期进展为肝功能失代偿的年发生率为 3%~5%,肝硬化失代偿期的 5 年生存率为 14%~35%。非肝硬化 HBV 感染者的 HCC 年发生率为 0.5%~1.0%,肝硬化患者的 HCC 年发生率为 3%~6%。

(二)临床表现

1.急性肝炎

乙型肝炎的潜伏期长,在数周至 6 个月,平均为 60~90 天。前期患者可出现畏寒、发热、乏力、食欲缺乏、恶心、厌油、腹部不适、肝区痛、尿色逐渐加深等症状。随后可出现氨基转移酶升高,约 30% 的患者可出现黄疸。患者出现巩膜、皮肤黄染,黄疸出现而自觉症状有所好转,肝大伴压痛、叩击痛,部分患者轻度脾大。黄疸一般 1 个月后消退,氨基转移酶随之恢复正常。约 80% 的患者血清乙型肝炎表面抗原在发病 12 周后消失。如果 6 个月后血清乙型肝炎表面抗原持续存在,患者则可能转入慢性化,自行恢复的可能性很小。部分患者可出现急性肝衰竭,一般在 4 周内发生。患者出现凝血功能障碍、肝性脑病、多器官衰竭等,如不治疗,病死率极高。

2.慢性肝炎

既往有乙型肝炎或乙型肝炎表面抗原阳性者或急性肝炎病程超过6个月,患者可转为慢性肝炎。常见症状为乏力、全身不适、食欲减退、肝区不适或疼痛、腹胀、低热,体征为面色晦暗、巩膜黄染,可有蜘蛛痣或肝掌、肝大、质地中等或充实感,有叩痛,脾大严重者可有黄疸加深、腹水、下肢水肿、出血倾向及肝性脑病。患者的临床表现轻重不同,病情较轻者症状不明显或虽有症状与体征,但生化指标仅轻度异常,也可出现显著肝功能异常。重度肝炎者有明显或持续的症状,如乏力、腹胀、稀便等,可伴有肝病面容、肝掌、蜘蛛痣或肝脾大。慢性肝炎也可进展成为肝硬化、肝癌。

乙型肝炎的肝外表现包括关节炎、皮炎、结节性多动脉炎、肾小球肾病等。

(三)诊断与鉴别诊断

1.诊断

既往有乙型肝炎病史或乙型肝炎表面抗原阳性超过6个月,现乙型肝炎表面抗原和/或HBV-DNA仍为阳性者可诊断为慢性HBV感染。根据HBV感染者的血清学、病毒学、生物化学试验及其他临床和辅助检查结果,可将慢性HBV感染分为以下几类。

(1)慢性HBV携带者:多为年龄较轻的处于免疫耐受期的乙型肝炎表面抗原、HBeAg和HBV-DNA阳性者,1年内连续随访2次以上,每次至少间隔3个月均显示血清谷丙转氨酶和谷草转氨酸在正常范围内,肝组织学检查无病变或病变轻微。

(2)HBeAg阳性慢性乙型肝炎:血清乙型肝炎表面抗原阳性,HBeAg阳性,HBV-DNA阳性,二磷酸鸟苷持续或反复异常,或肝组织学检查有肝炎病变。

(3)HBeAg阴性慢性乙型肝炎:血清乙型肝炎表面抗原阳性,HBeAg持续阴性,HBV-DNA阳性,二磷酸鸟苷持续或反复异常,或肝组织学有肝炎病变。

(4)非活动性乙型肝炎表面抗原携带者:血清乙型肝炎表面抗原阳性,HBeAg阴性,乙肝病毒的e抗体阳性或阴性,HBV-DNA低于检测下限,1年内连续随访3次以上,每次至少间隔3个月,二磷酸鸟苷均在正常范围内。肝组织学检查显示组织学活动指数评分<4分或根据其他半定量计分系统判定病变轻微。

(5)隐匿性慢性乙型肝炎:血清乙型肝炎表面抗原阴性,但血清和/或肝组织中HBV-DNA阳性,并有慢性乙型肝炎的临床表现。除HBV-DNA阳性外,患者可有血清乙肝表面抗体、乙肝病毒的 e 抗体和/或乙肝核心抗体阳性,但约20%的隐匿性慢性乙型肝炎患者的血清学标志物均为阴性。诊断主要通过HBV-DNA 检测,有时需采用多区段套式聚合酶链式反应辅以测序确认。因常规荧光定量聚合酶链式反应检测的灵敏度受限且受引物序列变异影响,可能会存在一定程度的漏检,尤其对乙肝核心抗体持续阳性者。诊断需排除其他病毒及非病毒因素引起的肝损害。

(6)乙型肝炎肝硬化:建立 HBV 相关肝硬化临床诊断的必备条件,包括以下几方面。①组织学或临床提示存在肝硬化的证据。②病因学明确的 HBV 感染证据。通过病史或相应的检查予以明确或排除其他常见的引起肝硬化的病因,如丙型肝炎病毒(hepatitis C virus,HCV)感染、乙醇和药物等。

2.鉴别诊断

需要和其他病毒性肝炎、药物性肝炎、乙型肝炎、丙型肝炎合并感染等相鉴别,血清标志物及病毒滴度检测有助于鉴别。

(四)治疗方案

1.治疗目标和预后评估

乙型肝炎的治疗目标是最大限度地长期抑制 HBV 复制,减轻肝细胞炎性坏死及肝纤维化,达到延缓和减少肝衰竭、肝硬化失代偿、HCC 及其他并发症的发生,从而改善生活质量和延长生存时间的目的。在治疗过程中,对于部分适合的患者应尽可能追求慢性乙型肝炎的临床治愈,即停止治疗后持续的病毒学应答、乙型肝炎表面抗原消失,并伴有二磷酸鸟苷复常和肝脏组织学的改善。治疗终点包括以下几点。①理想的终点:HBeAg 阳性与 HBeAg 阴性患者停药后获得持久的乙型肝炎表面抗原消失,可伴或不伴乙型肝炎表面抗原血清学转换。②满意的终点:HBeAg 阳性患者停药后获得持续的病毒学应答,二磷酸鸟苷复常,并伴有 HBeAg 血清学转换;HBeAg 阴性患者停药后获得持续的病毒学应答和二磷酸鸟苷复常。③基本的终点:如无法获得停药后持续应答,抗病毒治疗期间长期维持病毒学应答。

乙型肝炎患者的疗效预测和监测指标包括二磷酸鸟苷复常、HBV-DNA 检测不到、HBeAg 血清学转换等。血清乙型肝炎表面抗原和 HBeAg 定量、乙肝核心抗体定量、ccc-DNA 定量、HBV 核心相关抗原定量、超灵敏 HBV-DNA 等检测可用于预测抗病毒治疗效果。持续有效的抗病毒治疗可减轻和逆转肝脏炎症活动度和纤维化程度,延缓和减少肝硬化及其并发症的发生。治疗 24 周时的病毒学应答不仅可预测患者抗病毒治疗的长期疗效,还可预测耐药性发生风险。

肝瞬时弹性测定有助于判断患者的肝脏纤维化程度。

2.药物治疗

(1)干扰素:包括α干扰素和聚乙二醇化干扰素。HBeAg阳性的慢性乙型肝炎患者具有以下因素者接受聚乙二醇化干扰素治疗时HBeAg血清学转换率更高:①HBV-DNA$<2\times10^8$ IU/mL;②高二磷酸鸟苷水平;③基因型为A或B型;④基线低乙型肝炎表面抗原水平;⑤肝组织炎症坏死G2以上。而HBeAg阴性慢性乙型肝炎患者还无有效的治疗前预测病毒学应答的因素。

在有抗病毒指征的患者中,相对年轻的患者(包括青少年患者)、希望近年内生育的患者、期望短期完成治疗的患者、初次接受抗病毒治疗的患者可优先考虑聚乙二醇化干扰素治疗。

普通α干扰素治疗慢性乙型肝炎患者具有一定的疗效,聚乙二醇化干扰素相较于普通α干扰素能取得更高的HBeAg血清学转换率、HBV-DNA抑制及生化学应答率。多项国际多中心随机对照临床试验显示,HBeAg阳性慢性乙型肝炎患者采用聚乙二醇干扰素联合利巴韦林每周180 μg治疗48周,停药随访24周时HBeAg血清学转换率为32%~36%,其中基线二磷酸鸟苷>2倍参考值上限(ULN)的患者停药24周的HBeAg血清学转换率为44.8%,二磷酸鸟苷>5倍ULN的患者为61.1%;停药24周时的乙型肝炎表面抗原转换率为2.3%~3%。国外研究显示,对于HBeAg阳性慢性乙型肝炎,应用聚乙二醇α干扰素-2b也可取得类似的HBV-DNA抑制、HBeAg血清学转换、乙型肝炎表面抗原清除率,停药3年的乙型肝炎表面抗原清除率为11%。对HBeAg阴性慢性乙型肝炎患者(60%为亚洲人)用聚乙二醇干扰素联合利巴韦林治疗48周,停药随访24周时HBV-DNA<2 000 IU/mL的患者占43%,停药后随访48周时为42%;乙型肝炎表面抗原消失率在停药随访24周时为3%,停药随访至3年时增加至8.7%,停药5年增加至12%。有研究显示,延长聚乙二醇化干扰素的疗程至2年可提高治疗应答率。

干扰素的不良反应及其处理包括以下几点。①流感样综合征:表现为发热、头痛、肌痛和乏力等,可在睡前注射α干扰素或在注射的同时服用解热镇痛药。②一过性外周血细胞计数减少:中性粒细胞绝对计数$\leqslant0.8\times10^9$/L和/或血小板计数$<50\times10^9$/L,应降低α干扰素的剂量;1周后复查,如恢复,则逐渐增加至原量。中性粒细胞绝对计数$\leqslant0.5\times10^9$/L和/或血小板计数$<25\times10^9$/L,则应暂停使用α干扰素。对中性粒细胞计数明显降低者,可试用粒细胞集落刺激因子或粒细胞巨噬细胞集落刺激因子治疗。③精神异常:可表现为抑郁、妄想、重

度焦虑等精神病症状。对症状严重者应及时停用干扰素,必要时会同精神心理方面的专科医师进一步诊治。④自身免疫性疾病:一些患者可出现自身抗体,仅少部分患者出现甲状腺疾病、糖尿病、血小板计数减少、银屑病、白斑、类风湿关节炎和系统性红斑狼疮样综合征等,应请相关科室的医师会诊来共同诊治,严重者应停药。⑤其他少见的不良反应包括肾脏损害、心血管并发症、视网膜病变、听力下降和间质性肺炎等,应停止干扰素治疗。

α 干扰素治疗的绝对禁忌证包括妊娠或短期内有妊娠计划、精神病病史(具有精神分裂症或严重的抑郁症等病史)、未能控制的癫痫、肝硬化失代偿期、未控制的自身免疫性疾病、伴有严重感染、视网膜疾病、心力衰竭、慢性阻塞性肺疾病等。α 干扰素治疗的相对禁忌证包括甲状腺疾病,既往抑郁症史,未控制的糖尿病、高血压,治疗前中性粒细胞计数$<1.0\times10^9/L$ 和/或血小板计数$<50\times10^9/L$。

(2)核苷(酸)类似物包括以下几点。①恩替卡韦(entecavir,ETV):Ⅲ期随机对照双盲临床试验表明,在 HBeAg 阳性慢性乙型肝炎患者中,ETV 治疗 48 周时的 HBV-DNA 转阴(<300 拷贝/毫升)率为 67%、HBeAg 血清学转换率为21%、二磷酸鸟苷复常率为 68%、肝组织学改善率为 72%。在 HBeAg 阴性慢性乙型肝炎患者中,ETV 治疗 48 周时的 HBV-DNA 转阴(<300 拷贝/毫升)率为90%、二磷酸鸟苷复常率为 78%、肝组织学改善率为 70%。ETV 长期治疗随访研究表明,HBeAg 阳性慢性乙型肝炎患者接受 ETV 治疗 5 年,HBV-DNA 转阴(<300 拷贝/毫升)率可达 94%、二磷酸鸟苷复常率为 80%。在核苷(酸)类似物初治乙型肝炎患者中(HBeAg 阳性或阴性),ETV 治疗 5 年的累积耐药发生率为 1.2%;然而,在已发生拉米夫定耐药的患者中,ETV 治疗 5 年的累积耐药发生率升高至 51%。应用 ETV 治疗 5 年的肝脏组织学研究显示,55/57(96%)获得肝纤维化改善,4/10(40%)肝硬化逆转。应用恩替卡韦治疗的过程中,严重肝病患者有发生乳酸酸中毒的报告,应引起关注。②富马酸替诺福韦酯:Ⅲ期随机对照双盲临床试验表明,在 HBeAg 阳性慢性乙型肝炎患者中,富马酸替诺福韦酯治疗 48 周的 HBV-DNA 转阴(<400 拷贝/毫升)率为 76%、HBeAg 血清学转换率为 21%、二磷酸鸟苷复常率为 68%。在 HBeAg 阴性慢性乙型肝炎患者中,富马酸替诺福韦酯治疗 48 周的 HBV-DNA 转阴(<400 拷贝/毫升)率为 93%、二磷酸鸟苷复常率为 76%。肝组织学研究表明,富马酸替诺福韦酯治疗 5 年的组织学改善率为 87%、纤维化逆转率为 51%;在治疗前被诊断为肝硬化的患者中(伊沙克评分为 5 或 6 分),经过 5 年的治疗后,71%的患者的伊沙克评分下降至少 1 分。长期随访研究表明,经过 8 年的富马酸替诺福韦酯治疗,HBeAg 阳

性患者的 HBV-DNA 转阴（<400 拷贝/毫升）率为 98％、HBeAg 血清学转换率为 31％、乙型肝炎表面抗原消失率为 13％；HBeAg 阴性患者的 HBV-DNA 转阴（<400 拷贝/毫升）率为 99.6％。未检测到富马酸替诺福韦酯的相关耐药性。富马酸替诺福韦酯治疗核苷（酸）类似物经治患者 48～168 周的研究显示，无论是拉米夫定耐药、阿德福韦酯耐药、ETV 耐药，还是阿德福韦酯应答不佳、拉米夫定和阿德福韦酯联合耐药等情况，富马酸替诺福韦酯都表现出较高的病毒学应答，且耐受性良好。在长期治疗过程中，2.2％的患者发生血肌酐升高≥44.2 mmol/L，1％的患者发生肌酐清除率低于 50 mL/min，长期用药的患者应警惕肾功能不全和低磷性骨病的发生。③替比夫定：国内随机双盲多中心Ⅲ期临床试验的 52 周结果，以及全球多中心研究的 104 周结果均表明，替比夫定的抗病毒活性优于拉米夫定，且耐药发生率低于拉米夫定，但总体耐药率仍然偏高。国内外临床研究提示，基线 HBV-DNA<109 拷贝/毫升及二磷酸鸟苷>2 UL 的 HBeAg 阳性患者，或 HBV-DNA<107 拷贝/毫升的 HBeAg 阴性患者，经替比夫定治疗 24 周时如达到 HBV-DNA<300 拷贝/毫升，治疗到 1 年和 2 年时有更好的疗效和较低的耐药发生率。替比夫定的总体不良事件发生率和拉米夫定相似，但治疗 52 周和 104 周时发生 3～4 级肌酸激酶升高者为分别 7.5％和 12.9％，而拉米夫定组分别为 3.1％和 4.1％。有个别患者发生肌炎、横纹肌溶解和乳酸酸中毒等的报道，应引起关注。④阿德福韦酯：国内外随机双盲临床试验表明，HBeAg 阳性慢性乙型肝炎患者口服阿德福韦酯可明显抑制 HBV-DNA 复制、促进二磷酸鸟苷复常、改善肝组织炎症坏死和纤维化。对 HBeAg 阳性患者治疗 1 年、2 年、3 年和 5 年时，HBV-DNA<1 000 拷贝/毫升者分别为 28％、45％、56％和 58％，HBeAg 血清学转换率分别为 12％、29％、43％和 48％，耐药率分别为 0、1.6％、3.1％和 20％。对 HBeAg 阴性患者治疗 5 年，HBV-DNA <1 000 拷贝/毫升者为 67％、二磷酸鸟苷复常率为 69％；治疗 5 年时，有肝脏炎症坏死和纤维化程度改善者分别为 83％和 73％。治疗 5 年时患者的累积耐药基因突变发生率为 29％、病毒学耐药发生率为 20％、临床耐药发生率为 11％；轻度肌酐升高者为 3％。阿德福韦酯联合拉米夫定，对于拉米夫定耐药的慢性乙型肝炎能有效抑制 HBV-DNA、促进二磷酸鸟苷复常，且联合用药者对阿德福韦酯的耐药发生率更低。阿德福韦酯长期治疗应警惕肾功能不全和低磷性骨病的发生。⑤拉米夫定：国内外随机对照临床试验结果表明，每天 1 次口服 100 mg 拉米夫定可明显抑制 HBV-DNA 水平；HBeAg 血清学转换率随治疗时间延长而提高，治疗 1 年、2 年、3 年、4 年和 5 年时分别为 16％、17％、23％、

28%和35%。随机双盲临床试验表明,慢性乙型肝炎伴明显的肝纤维化和肝硬化代偿期患者经拉米夫定治疗 3 年可延缓疾病进展、降低肝功能失代偿及肝癌的发生率。肝硬化失代偿期患者经拉米夫定治疗后也能改善肝功能,延长生存期。随治疗时间延长,病毒耐药突变的发生率增高(第 1 年、2 年、3 年和 4 年分别为 14%、38%、49%和 66%)。

(五)药学监护要点

(1)应监测血常规,发生中性粒细胞或血小板计数减少时应降低 α 干扰素的剂量;1 周后复查,如恢复,则逐渐增加至原量。中性粒细胞绝对计数≤0.5×10^9/L 和/或血小板计数<25×10^9/L,则应暂停使用 α 干扰素。对中性粒细胞计数明显降低者,可试用粒细胞集落刺激因子或粒细胞巨噬细胞集落刺激因子治疗。

(2)治疗前的相关指标基线检测:①生化学指标,主要有二磷酸鸟苷、谷草转氨酸、胆红素、清蛋白等;②病毒学标志,主要有 HBV-DNA 和 HBeAg、乙肝病毒的 e 抗体;③根据病情需要,检测血常规、血清肌酐和肌酸激酶等;④肝脏无创性肝纤维化检测,如肝脏弹性检测;⑤如条件允许,治疗前后可考虑肝穿刺检查。

密切关注患者的治疗依从性问题,包括用药剂量、使用方法、是否有漏用药物或自行停药等情况,确保患者已经了解随意停药可能导致的风险,提高患者的依从性。

少见、罕见不良反应的预防和处理:核苷(酸)类似物的总体安全性和耐受性良好,但在临床应用中确有少见、罕见严重不良反应的发生,如肾功能不全(主要见于阿德福韦酯)、低磷性骨病(主要见于阿德福韦酯、替诺福韦)、肌炎(主要见于替比夫定)、横纹肌溶解(主要见于替比夫定)、乳酸酸中毒(可见于拉米夫定、恩替卡韦、替比夫定)等,应引起关注。建议治疗前仔细询问相关病史,以减少风险。对治疗中出现血肌酐、肌酸激酶或乳酸脱氢酶明显升高,并伴相应的临床表现如全身情况变差、明显肌痛、肌无力等症的患者,应密切观察,一旦确诊为尿毒症、肌炎、横纹肌溶解或乳酸酸中毒等,应及时停药或改用其他药物,并给予积极的相应治疗干预措施。

耐药监测:耐药性是核苷(酸)类似物长期治疗 CHB 所面临的主要问题之一。耐药性可引发病毒学突破、生化学突破、病毒学反弹及肝炎发作,少数患者可出现肝脏失代偿、急性肝衰竭,甚至死亡。

停药建议:乙型肝炎表面抗原阳性慢性乙型肝炎患者使用核苷(酸)类似物,建议总疗程至少 4 年,在达到 HBV-DNA 低于检测下限、二磷酸鸟苷复常、

HBeAg 血清学转换后再巩固治疗至少 3 年(每隔 6 个月复查 1 次),仍保持不变者可考虑停药,但延长疗程可减少复发;HBeAg 阴性慢性乙型肝炎患者治疗达到乙型肝炎表面抗原消失且 HBV-DNA 检测不到,再巩固治疗 1 年半(经过至少 3 次复查,每次间隔 6 个月),仍保持不变时可考虑停药。

二、丙型病毒性肝炎

丙型病毒性肝炎是由 HCV 感染引起的病毒性肝炎。丙型肝炎呈全球性流行,可导致肝脏慢性炎症坏死和纤维化,部分患者可发展为肝硬化甚至肝细胞癌。

(一)流行病学与病原学

丙型肝炎呈全球性流行,不同性别、年龄、种族的人群均对 HCV 易感。据世界卫生组织统计,全球的 HCV 感染率约为 2.8%,约 1.9 亿人感染 HCV,每年因 HCV 感染导致的死亡病例约 35 万。但是,由于 HCV 感染具有隐匿性,多数感染者并不知道已感染 HCV,因此全球确切的慢性丙型肝炎发病率尚不清楚。我国的 HCV 流行率为 0.4%,在全球范围内属低流行地区,由此推算,我国的一般人群 HCV 感染者约 560 万,如加上高危人群和高发地区的 HCV 感染者约 1 000 万。

HCV 属于黄病毒科肝炎病毒属,其基因组为单股正链 RNA,由约 9.6×10^3 个核苷酸组成。HCV 基因组含有 1 个开放读框,编码 10 余种结构和非结构(non structureprotein, NS) 蛋白(NS2、NS3、NS4A、NS4B、NS5A 和 NS5B),NS3、NS4A、NS5A 和 NS5B 是目前直接抗病毒药的主要靶位。HCV 基因易变异,目前可至少分为 6 个基因型及多个亚型。HCV 主要经血液传播,主要有:①经输血和血制品、单采血浆还输血细胞传播。②经破损的皮肤和黏膜传播。这是目前最主要的传播方式,包括使用非一次性注射器和针头,未经严格消毒的牙科器械、内镜,侵袭性操作和针刺等。③性传播:与 HCV 感染者性接触和有多个性伴侣者,感染 HCV 的风险较高。同时伴有其他性传播疾病者,特别是感染人类免疫缺陷病毒(人类免疫缺陷病毒)者,感染 HCV 的风险更高。④母婴传播:抗 HCV 阳性的母亲将 HCV 传播给新生儿的风险约 2%,HCV 高载量可能增加传播的风险。

(二)临床表现

1.急性丙型病毒性肝炎

急性丙型病毒性肝炎成人患者的病情相对较轻,多数为急性无黄疸型肝炎,以二磷酸鸟苷升高为主;少数为急性黄疸型肝炎,黄疸为轻度或中度升高,可出现恶心、食欲下降、全身无力、尿黄、眼黄等表现。单纯 HCV 感染极少引起肝衰竭。在自然状态下,其中仅有 15% 的患者能够自发性清除 HCV 达到痊愈;在不进行抗病毒治疗干预的情况下,85% 的患者则发展为慢性丙型病毒性肝炎;儿童急性感染 HCV 后,50% 可自发性清除 HCV。

2.慢性丙型病毒性肝炎

症状较轻,表现为肝炎的常见症状,如容易疲劳、食欲欠佳、腹胀等,也可以无任何自觉症状。化验二磷酸鸟苷反复波动,HCV-RNA 持续阳性。有 1/3 的慢性 HCV 感染者肝功能一直正常,抗 HCV 和 HCV-RNA 持续阳性,肝活检可见慢性肝炎的表现,甚至可发现肝硬化。

3.肝硬化

感染 HCV 20～30 年,有 10%～20% 的患者可发展为肝硬化,1%～5% 的患者会发生 HCC 导致死亡。肝硬化一旦出现失代偿情况,如出现黄疸、腹水、静脉曲张破裂出血、肝性脑病等,其生存率则急剧下降。

肝外的临床表现或综合征可能是机体的异常免疫反应所致,包括类风湿关节炎、眼口干燥综合征、扁平苔藓、肾小球肾炎、混合型冷球蛋白血症、B 细胞淋巴瘤和迟发性皮肤卟啉病等。

(三)诊断与鉴别诊断

HCV 感染超过 6 个月,或有 6 个月以前的流行病学史,或发病日期不明。抗 HCV 及 HCV-RNA 阳性,肝脏组织病理学检查符合慢性肝炎,或根据症状、体征、实验室及影像学检查结果综合分析,亦可诊断。

1.实验室检查

(1)HCV 血清学检测分以下两点。①HCV 抗体检测:抗 HCV 检测(化学发光免疫分析法或者酶免疫法)可用于 HCV 感染者的筛查。快速诊断测试可以被用来初步筛查抗 HCV。对于抗体阳性者,应进一步检测 HCV-RNA,以确定是否为现症感染。②HCV-RNA 定量检测:HCV-RNA 定量检测应当采用基于聚合酶链式反应扩增、灵敏度和精确度高并且线性范围广的方法,其检测结果用于现症感染的确认、抗病毒治疗前的基线病毒载量分析,以及抗病毒疗过程中及治疗结束后的应答评估。

(2)HCV 基因分型:基因分型应当在抗病毒治疗前进行。

2.辅助检查

(1)肝纤维化的无创性诊断:目前常用的方法包括血清学和影像学两大类。

血清学方法通常是指包括多种临床指标的模型。其中谷草转氨酸/血小板的比率指数和年龄×谷草转氨酸/血小板×二磷酸鸟苷的平方根简单易行,但敏感度和特异度不高。

(2)瞬时弹性成像:作为一种较为成熟的无创性检查,其优势为操作简便、重复性好,能够较准确地识别轻度肝纤维化和进展性肝纤维化或早期肝硬化。

3.影像学检查

(1)超声检查:操作简便、直观、无创和价格便宜,已成为肝脏检查的最常用的重要方法。该方法可以协助判断肝脏和脾脏的大小和形态、肝内的重要血管情况及肝内有无占位性病变。

(2)CT检查:目前是肝脏病变诊断与鉴别诊断的重要影像学检查方法,用于观察肝脏形态,了解有无肝硬化,及时发现占位性病变和鉴别其性质。动态增强多期扫描对于HCC的诊断具有高敏感度和特异度。

(3)MRI检查:MRI无放射性辐射,组织分辨率高,可以多方位、多序列成像,对肝脏的组织结构变化如出血性坏死、脂肪变性及肝内结节的显示和分辨率优于CT和超声。动态增强多期扫描及特殊增强剂显像对鉴别良性和恶性肝内占位性病变优于CT。

(四)病理学诊断

肝活组织检查对丙型病毒性肝炎的诊断、炎症活动度和纤维化分期评价、疗效和预后判断等方面至关重要。

丙型病毒性肝炎鉴别诊断主要需排除或明确是否合并其他嗜肝病毒性肝炎(如乙型病毒性肝炎、丁型病毒性肝炎)或非嗜肝病毒性肝炎(如巨细胞病毒、疱疹病毒4型等)。血清学检测和HCV-RNA定量检测及必要时肝脏穿刺活检有助于鉴别诊断。

(五)治疗

1.治疗目标和预后评估

抗病毒治疗的目标是清除HCV,获得治愈,清除或减轻HCV相关性肝损害,逆转肝纤维化,阻止进展为肝硬化失代偿期、肝衰竭或HCC,提高患者的长期生存率与生活质量,预防HCV传播。其中进展期肝纤维化及肝硬化患者HCV的清除可降低肝硬化失代偿的发生率,降低HCC的发生率但不能完全避免其发生,需长期监测HCC的发生情况;肝硬化失代偿期患者HCV的清除有可能降低肝移植的需求,对该部分患者中长期生存率的影响需进一步研究;肝移植患者移植前抗病毒治疗可改善移植前的肝功能及预防移植后再感染,移植后抗病毒治疗可提高生存率。

2.药物治疗

(1)聚乙二醇化干扰素＋利巴韦林可应用于所有基因型的 HCV 现症感染,同时无治疗禁忌证的患者。聚乙二醇化干扰素的治疗禁忌证包括妊娠或短期内有妊娠计划,具有精神分裂症或严重抑郁症等病史,未控制的神经系统疾病如癫痫,未控制的甲状腺疾病,未控制的自身免疫性疾病,肝硬化失代偿期,哺乳期女性,伴有严重感染、视网膜疾病、心力衰竭、慢性阻塞性肺疾病等基础疾病,未控制的高血压,未控制的糖尿病,除肝移植外的实体器官移植,对干扰素的不良反应高度不耐受,2 岁以下的儿童,未戒断的酗酒或吸毒。利巴韦林的禁忌证包括妊娠或短期内有妊娠计划、严重的心脏病、对利巴韦林的不良反应高度不耐受者。聚乙二醇干扰素联合利巴韦林的剂量为 180 μg,每周 1 次,皮下注射;按《中国国家处方集》,聚乙二醇 α 干扰素-2b 的推荐剂量为 1.5 μg/kg,每周 1 次,皮下注射。利巴韦林方案的基本疗程推荐为 48 周。由于聚乙二醇化干扰素和利巴韦林的不良反应多,故目前已退出新版指南的推荐用药。

(2)直接抗病毒药:目前指南中抗 HCV 的首选药物治疗方案为无干扰素、无利巴韦林,基于直接抗病毒药治疗的方案。直接抗病毒药通过直接抑制 HCV 蛋白酶、RNA 聚合酶或病毒的其他位点来抑制病毒,目前分为 2 类:全基因型药物和基因特异性药物。

第二节　自身免疫性肝炎

一、定义与流行病学

自身免疫性肝炎(autoi mmune hepatitis,AIH)是一种针对肝细胞的自身免疫反应所介导的肝脏实质炎症,以血清自身抗体阳性、高 lgG 和/或 γ-球蛋白血症、肝组织学上存在界面性肝炎为特点,如不治疗常可导致肝硬化、肝衰竭。此病多见于女性。AIH 的临床表现多样,一般表现为慢性、隐匿性起病,但也可表现为急性发作,甚至引起急性肝衰竭。免疫抑制剂治疗可显著改善 AIH 患者的生化指标及临床症状,甚至能逆转肝纤维化,从而显著改善患者的预后和生存质量。

AIH 呈全球性分布,多见于女性,男女比例约 1:4,可发生于任何年龄段,但大部分患者的年龄>40 岁。我国一项全国范围内的回顾性调查发现,AIH 的峰值年龄为 51 岁(范围为 14～77 岁),89% 为女性。北欧白人的平均年发病率为(1.1～1.9)/100 000,患病率为 16.9/100 000;亚太地区的患病率在(4～24.5)/100 000,年发病率在(0.67～2)/100 000。

二、临床表现

AIH 的临床表现多样,大多数 AIH 患者起病隐匿,一般表现为慢性肝病。最常见的症状包括嗜睡、乏力、全身不适等。体检可发现肝大、脾大、腹水等体征,偶见周围性水肿。约 1/3 的患者诊断时已存在肝硬化表现,少数患者以食管-胃底静脉曲张破裂出血引起的呕血、黑便为首发症状。少部分患者可伴发热症状。10%～20% 的患者没有明显症状,仅在体检时意外发现血清氨基转移酶水平升高。这些无症状的患者进展至肝硬化的风险与有症状的患者相近。AIH 常合并其他器官或系统性自身免疫性疾病如慢性淋巴细胞性甲状腺炎、糖尿病、炎性肠病、类风湿关节炎、干燥综合征、银屑病和系统性红斑狼疮等。如 AIH 和其他自身免疫性疾病同时存在可按主要疾病类型处理,糖皮质激素剂量以能否控制疾病活动为主。

约 25% 的 AIH 患者表现为急性发作,甚至可进展至急性肝衰竭。部分患者病情可呈波动性或间歇性发作,临床和生化异常可自行缓解,甚至在一段时间内可完全恢复,但之后又会复燃。这种情况需要高度重视,因为这些患者的肝组织学仍表现为慢性炎症的持续活动,不及时处理可进展为肝硬化。

三、诊断与鉴别诊断

临床上遇到不明原因的肝功能异常或肝硬化的任何年龄、性别患者,均应考虑 AIH 的可能性。既往诊断 AIH 多沿用国际 AIH 工作组于 1993 年提出、1999 年修订的 AIH 描述性诊断和评分系统,但该系统应用起来较为繁杂,不便于被临床广泛应用。2008 年国际 AIH 工作组又提出 AIH 简化诊断积分系统,该系统仅包括血清 IgG、自身抗体、病理学,以及除外病毒性肝炎,每部分最高计 2 分,共计 8 分,积分=6 分者为可能 AIH,积分=7 分者可确诊 AIH。当其积分=6 分时诊断 AIH 的特异性为 97%,敏感性为 88%;积分=7 分时诊断的特异性为 99%,敏感性为 81%。查贾等发现简化的评分系统在排除 AIH 时具有更高的特异性(90%),但简化的评分系统诊断 AIH 的敏感性相对较低(95%)。有学者验证了简化积分系统在我国 AIH 患者中具有良好的敏感性和特异性,认为其诊断"可能"和"确诊"AIH 的敏感性、特异性分别为 95%、90% 和 62%、99%。在简化诊断系统中,肝组织病理学是诊断的必备条件,因此对于临床上疑诊为 AIH 的患者需尽量完善肝活组织检查以明确诊断。但简化积分系统容易漏诊部分不典型患者如自身抗体滴度低或阴性和/或血清 lgG 水平较低甚至正常的患者,因此对于疑似患者而简易诊断不能确定的患者,建议再以综合诊断积分系统进行综合评估。

抗核抗体和抗平滑肌抗体等自身抗体缺乏疾病特异性,低滴度的自身抗体也可见于其他多种肝内外疾病如病毒性肝炎、非酒精性脂肪性肝病等肝病,以及系统性红斑狼疮、类风湿关节炎等自身免疫性疾病。因此,需进行仔细的鉴别诊断。

四、治疗

(一)治疗目标

AIH 治疗的总体目标是获得肝组织学缓解,防止肝纤维化发展和肝衰竭发生,提高患者的生存期和生存质量。临床上可行的治疗目标是获得完全生化缓解即血清氨基转移酶(二磷酸鸟苷/谷草转氨酸)和 lgG 水平均恢复正常,而肝组织缓解则是治疗的重要目标。

(二)药物治疗

对免疫抑制治疗应答是 AIH 的特点之一,国际 AIH 工作组推荐对确定或可能诊断的 AIH 患者进行免疫抑制治疗,以改善患者的生活质量和预后。常用的一线治疗药物(表 5-1)主要有泼尼松(龙)、硫唑嘌呤、布地奈德,补救治疗药物(表 5-2)主要有吗替麦考酚酯、环孢素、他克莫司等。

激素和免疫抑制剂治疗:通常采用糖皮质激素单药治疗诱导缓解治疗,泼尼松或泼尼松龙的起始剂量为 40~60 mg/d,服用 4 周后复查肝功能,如肝功能稳定,嘱患者逐渐减量(每 2 周减 5 mg)至 5~10 mg/d 维持治疗;也可采用糖皮质激素联合硫唑嘌呤(50 mg/d)诱导治疗,尤其是对于糖皮质激素不良反应风险增加的患者(如具有脆性糖尿病、骨质疏松症、情感不稳定、精神病史和控制不良的高血压患者),泼尼松或泼尼松龙的起始剂量为 30 mg/d,如肝功能稳定,嘱患者逐渐减量(每 2 周减 5 mg)至 5~10 mg/d 维持治疗,硫唑嘌呤无须减量。维持治疗可采用泼尼松或泼尼松龙(5~10 mg/d)单药或联合硫唑嘌呤(50 mg/d)治疗,也可单用硫唑嘌呤(50 mg/d)维持治疗。治疗应强调个体化原则。

表 5-1　AIH 的一线治疗药物

药物名称	作用	应用与缺点
泼尼松(龙)	抑制细胞因子基因表达	一线治疗
	抑制核转录因子和细胞因子转录	大剂量补救治疗
	减少淋巴细胞增殖,抑制免疫应答	缺点:
	降低黏附分子表达	半衰期短
	诱导效应细胞凋亡	非持续应答
	抑制转化生长因子-β表达	不良反应大
	抑制肝星形细胞转化肌成纤维细胞增殖,促进肝星形细胞凋亡	依赖于肝功能转化为泼尼松龙
	减少活性氧、活性氮、新抗原和凋亡小体	
硫锉嘌呤	阻断以嘌呤为基础的 DNA 合成	一线治疗,激素的补救治疗
	降低淋巴细胞增殖	复发后维持治疗
	增加活化淋巴细胞凋亡	缺点:
	降低促炎症细胞因子	起效较慢
		抗感染活性弱
		严重的骨髓抑制
		活动性 AIH 中单药作用较弱
布地奈德	抑制细胞因子基因表达	一线治疗
	诱导效应细胞凋亡	缺点:
	抑制化学因子释放	系统利用度低,快速降解
	调节化学因子受体表达	抗纤维化特性不确定
		肝硬化中不良反应大
		儿童中数据有限

泼尼松的不良反应:泼尼松治疗 2 年,80％的患者出现轻症反应,主要为外貌改变,包括满月脸、水牛背、妊娠纹、体重增加、痤疮、秃发和面部多毛等。13％的患者出现严重不良反应,包括椎体压缩性骨折、脆性糖尿病、精神病、胰腺炎、机会性感染、控制不良的高血压和恶性肿瘤。严重并发症不常见,但常发生在泼尼松单药(20 mg/d)长程(超过 18 个月)治疗之后。糖皮质激素的相关不良反应是 AIH 停药的最常见的原因,约 13％的患者因此停药,其中 47％不能忍受外貌改变或肥胖,27％为椎体压缩性骨折,20％为脆性糖尿病。

表 5-2　AIH 的补救治疗药物

药物名称	作用	应用与缺点
吗啡麦考酚酯	阻断以嘌呤为基础的 DNA 合成 降低淋巴细胞增殖 增加活化淋巴细胞凋亡 扩增调节性 T 细胞 抑制免疫系统细胞的抗原呈递作用 降低黏附分子表达 降低促炎症细胞因子 抑制一氧化氮合酶产生 抑制肌成纤维细胞增殖	作为激素的补救治疗 与激素联合一线治疗 缺点： 生物利用度不稳定 起效较慢 孕妇禁用
环孢素	抑制钙调蛋白和活化 T 细胞因子激活 减弱核转录因子和细胞因子转录 降低淋巴细胞增殖 下调天然免疫和适应性免疫 抑制转化生长因子-β 和 IL-4 的促纤维化作用	补救治疗,偶尔一线治疗 缺点： 半衰期短 生物利用度不稳定 抗感染作用有限 肾毒性,偶可诱发自身免疫肝移植后 AIH 无效
他克莫司	结合与环孢素不同的细胞受体,但抑制钙调蛋白及下游信号通路 抑制转化生长因子-β 和 IL-4 的促纤维化作用	补救治疗,偶尔一线治疗 作用强于环孢素 缺点： 同环孢素

综合考虑疗效和不良反应之间的利弊,已有多项临床试验表明,对大多数 AIH 患者而言,泼尼松和硫唑嘌呤联合治疗是最佳治疗方案。在联合治疗中泼尼松对诱导缓解仍起主要作用,硫唑嘌呤对诱导缓解无作用,但对维持缓解有效,加用硫唑嘌呤,旨在减少泼尼松的用量及不良反应。

硫唑嘌呤的不良反应:硫唑嘌呤的主要不良反应是血细胞计数减少,最严重的是骨髓衰竭。AIH 患者使用硫唑嘌呤治疗血细胞(白细胞、血小板)计数轻度减少的发生率约 46%（由其是肝硬化患者），约 6% 的患者出现严重的血液学异常。5% 的患者在治疗早期即因恶心、呕吐、关节痛、发热、皮疹等而停药。AIH免疫抑制治疗与恶性肿瘤发生风险增加有关，治疗过程中肝外新生物每年发生率为1/194，10 年后的肿瘤发生率为 3%。肿瘤并无优势的细胞类型，与年龄、性别、治疗药物、累积疗程无关。另外，少见骨髓衰竭、绒毛萎缩、吸收不良、妊娠期致畸等不良反应。一般认为硫唑嘌呤的用量为 50 mg/d 时并发症发生率低于10%，减少剂量或停药后不良反应可逆转。

布地奈德是第二代糖皮质激素，其在肝脏的首关清除率较高（约 90%）。6-OH-布地奈德与糖皮质激素受体的亲和性高，抗感染疗效相当于泼尼松（龙）的5 倍；而其代谢产物（16-OH-泼尼松龙）无糖皮质激素活性。因此，布地奈德的主要作用部位为肠道和肝脏，而全身不良反应较少。研究表明，布地奈德和硫唑嘌呤联合治疗方案较传统联合治疗方案能更快诱导缓解，而糖皮质激素的相关不良反应显著减轻，可作为 AIH 的一线治疗方案。目前多用于需长期应用泼尼松（龙）维持治疗的 AIH 患者，以期减少糖皮质激素的不良反应。

（三）治疗指征

所有活动性 AIH 患者均应接受免疫抑制治疗，并可根据疾病活动度调整治疗方案和药物剂量，具体如下。

（1）中度以上炎症活动的 AIH 患者（血清氨基转移酶水平＞3 倍 ULN、lgG＞1.5 倍 ULN）、急性（二磷酸鸟苷和/或谷草转氨酸超过正常上限的 10 倍）甚至重症（伴出凝血异常）应及时启动免疫抑制治疗，以免出现急性肝衰竭。

（2）对于轻微炎症活动（血清氨基转移酶水平＜3 倍 ULN、lgG＜1.5 倍ULN）的老年（＞65 岁）患者需平衡免疫抑制治疗的益处和风险，进行个体化处理。暂不启动免疫抑制治疗者需严密观察，如患者出现明显的临床症状或出现明显的炎症活动患者可进行治疗。

（3）从肝组织学角度判断，存在中度以上界面性肝炎是治疗的重要指征。桥接性坏死、多小叶坏死或塌陷性坏死、中央静脉周围炎等特点提示急性或重症AIH，需及时启动免疫抑制治疗。轻度界面炎患者可视年龄而区别对待。轻度界面性肝炎的老年患者可严密观察、暂缓用药，特别是存在免疫抑制剂反指征者。而存在轻度界面炎的年轻患者仍有进展至肝硬化的风险，可酌情启动免疫抑制治疗。对非活动性肝硬化 AIH 患者则无须免疫抑制治疗，但应长期密切随访（如每 3～6 月随访 1 次）。

(四)治疗评估及处理

1.完全缓解

诱导治疗至少2年,从理论上讲,应达到完全缓解时停药。血清二磷酸鸟苷、谷草转氨酸及γ-球蛋白水平是预测治疗应答的最常用、最简便的生化指标。治疗前生化指标异常,预测肝组织学异常的准确率为91%～98%;治疗后生化指标复常,预测肝组织学复常的准确率仅36%～44%。这是因为肝组织学复常滞后于生化指标复常3～6个月,因此完全缓解应有肝活检依据。治疗结束前,肝活检是确认疾病完全缓解、理想治疗终点的唯一方法。治疗过程中血清谷草转氨酸、γ-球蛋白正常的患者,约55%仍存在界面性肝炎,此类患者停药后易复发。停药前通过肝活检识别这类患者,调整和延长治疗。因此,推荐AIH患者在停止免疫抑制治疗前进行肝活检。

2.治疗失败

治疗失败是指患者遵循标准治疗,但临床、实验室和组织学恶化,并出现黄疸、腹水和肝性脑病,在3～6周至少9%的患者治疗失败。可以通过终末期肝病模型评分早期识别以后会发生治疗失败、肝衰竭死亡或需要肝移植的患者。早期识别可能会对糖皮质激素治疗失败的患者可以通过调整治疗方案(包括及时肝移植)改善预后。

治疗失败的患者可选择大剂量泼尼松单药(60 mg/d),或泼尼松(30 mg/d)联合硫唑嘌呤(150 mg/d)治疗,此剂量至少维持1个月,血清谷草转氨酸水平改善后泼尼松和硫唑嘌呤每月减量直至维持剂量。

3.不完全应答

在标准治疗的AIH者中,约13%的患者泼尼松不能诱导缓解或呈部分缓解,继续治疗的药效-风险比降低,超过3年的标准治疗,每年诱导缓解率仅7%,而药物不良反应发生率则增加。对标准治疗不完全应答的患者,可选择低剂量泼尼松(<10 mg/d)或硫唑嘌呤[2 mg/(kg·d)]维持治疗。

4.复发

复发是指在治疗诱导缓解和停药后疾病的再活动,特征是血清谷草转氨酸水平超过3倍ULN和/或血清γ-球蛋白超过20 g/L。停药后复发是AIH治疗的最主要的问题。停药6个月后复发者为50%,停药3年后复发者为70%,曾认为与过早停药有关,肝组织学显示非特异性炎症或汇管区炎症而停药者的复发率为50%,肝硬化复发者为87%～100%,即使组织学恢复至正常肝结构,亦有20%的复发率,目前认为复发与免疫抑制剂不能完全阻断AIH的发病机制有关。

停药后首次复发,应再次治疗,治疗方案是泼尼松联合硫唑嘌呤,直至再次临床和实验室缓解,然后泼尼松减量而硫唑嘌呤加量,泼尼松逐渐减量停药,硫唑嘌呤增加剂量至 2 mg/(kg·d)维持治疗。对硫唑嘌呤不耐受的患者可小剂量泼尼松(10 mg/d)维持治疗。先前复发患者,至少治疗 24 个月后,血清谷草转氨酸或二磷酸鸟苷持续正常,从长期硫唑嘌呤或小剂量泼尼松维持治疗逐渐减量的决定必须慎重权衡利弊。

(五)辅助治疗

目的主要是防治或减少标准治疗可能引起的或已发生的不良反应,如骨质疏松症。因此,除常规支持疗法外,宜加用维生素 D 每周 50 000 U,钙每天 1 000 mg,口服;有症状性骨质疏松症者,可用有机双膦酸盐类化合物制剂,如依替膦酸及阿仑膦酸钠,后者每周 70 mg,一次口服,服用后宜多饮水。其他辅助治疗根据相应变化调整。

(六)肝移植

肝移植是终末期 AIH 患者的唯一选择,肝移植的指征包括急性肝衰竭、失代偿性肝硬化终末期肝病模型评分＝15 分或符合移植标准的肝细胞肝癌。移植后的 5 年生存率为 86%,移植后的 4.6 年±1 年至少 17% 复发,更多见于免疫抑制治疗不当的 AIH 患者。AIH 复发者应给予适宜剂量的泼尼松联合硫唑嘌呤治疗,或加大剂量的糖皮质激素和优化的钙神经素抑制剂(首选他克莫司),抑制血清谷草转氨酸、二磷酸鸟苷水平。糖皮质激素和钙神经素抑制剂治疗血清谷草转氨酸或二磷酸鸟苷水平不能复常者,加用吗替麦考酚酯(2 g/d)。若治疗应答仍不充分,用环孢素替代他克莫司或西罗莫司替代钙神经素抑制剂。复发AIH 治疗有效后不建议停用糖皮质激素,否则可能导致移植物失败。对可能进展至移植物失败的难治性复发性 AIH 应考虑再次肝移植。

第三节　肝　硬　化

肝硬化是各种慢性肝病进展至以肝脏弥漫性纤维化、假小叶形成、肝内外血管增殖为特征的病理阶段,代偿期无明显临床症状,失代偿期以门静脉高压和肝功能严重损伤为特征,患者常因并发腹水、消化道出血、脓毒症、肝性脑病、肝肾综合征和癌变等导致多脏器功能衰竭而死。

一、病因与病理生理表现

(一)病因

引起肝硬化的常见病因:HBV、HCV 感染;酒精性肝病;非酒精性脂肪性肝病;自身免疫性肝病,包括原发性胆汁性肝硬化(原发性胆汁性胆管炎)、AIH 和原发性硬化性胆管炎等;遗传、代谢性疾病,主要包括肝豆状核变性、血色病、肝淀粉样变、遗传性高胆红素血症、α_1-抗胰蛋白酶缺乏症、肝性卟啉病等;药物或化学毒物等;寄生虫感染,主要有血吸虫病、华支睾吸虫病等;循环障碍所致,常见的有布-加综合征和右心衰竭;不能明确病因的肝硬化等。

(二)病理生理

肝硬化的形成是一种损伤后的修复反应,发生在慢性肝损伤的患者中。在这一过程中,肝星状细胞活化是中心环节,还包括了正常肝细胞外基质的降解,纤维瘢痕组织的聚集、血管扭曲变形,以及细胞因子的释放等。代偿期肝硬化无明显病理生理特征,失代偿期主要出现门静脉高压和肝功能减退两大类病理生理变化。

1.门静脉高压

肝硬化时,由于肝纤维化和假小叶的形成,压迫肝内小静脉及肝窦,使血管扭曲、闭塞,肝内血液循环障碍,门静脉回流受阻,是门静脉压升高最主要的原因。同时,门静脉血中去甲肾上腺素、5-羟色胺、血管紧张素等活性物质增加,作用于门静脉肝内小分支和小叶后小静脉壁,使其呈持续性收缩状态。

2.肝功能减退

由于肝脏慢性炎症导致肝细胞坏死,而新生的肝细胞又不能完全行使正常功能,故导致肝功能减退,如清蛋白和凝血因子的合成、胆色素的代谢、有害物质的生物转化、雌激素的灭活等受到影响而引起各种临床表现。

二、病理表现

肝硬化在发展早期,随着炎症水肿进展,肝脏可出现肿大;到晚期肝脏缩小,质地变硬,表面有弥漫性大小不等的结节和塌陷,边缘薄,包膜厚。肝脏切面同样可见大小不等的圆形结节,周围有结缔组织间隔包绕。肝硬化按照形态分为小结节型、大结节型、大小结节混合型及不完全分割型。我国对于肝硬化常用的分类方法是结合病因的综合分类法：门脉性、坏死后性、胆汁性、淤血性、寄生虫性和色素性肝硬化。不同病因的肝硬化的病理特点也不尽相同，但总体上包括以下病理特点：①肝小叶结构破坏，细胞广泛变性坏死；②肝小叶纤维支架塌陷，残存肝细胞再生，形成再生结节；③广泛增生的纤维组织将肝小叶分割包绕成大小不等的圆形或椭圆形肝细胞团，即假小叶；④假小叶内肝细胞索排列紊乱，小叶中央静脉缺如、偏位或有 2 个以上。肝血管受到再生结节的挤压，相互出现交通支，形成肝内分流。

三、临床表现与辅助检查

（一）临床表现

肝硬化起病缓慢、症状隐匿，根据肝功能储备可分为代偿期和失代偿期。代偿期指肝硬化早期，ChiLd-Pugh 评分（表 5-3）为 A 级。患者并无明显的临床症状，此期患者可有轻度乏力、纳差、腹胀、腹泻、食欲减退等症状，但无明显的肝衰竭表现。相关腹部影像学检查可提示肝、脾轻度肿大，血液生化检查提示肝功能及凝血功能轻度异常，可有门静脉高压，如轻度食管静脉曲张，但无腹水、肝性脑病或上消化道出血。失代偿期指肝硬化中晚期，ChiLd-Pugh 评分为 B～C 级。此期患者症状较重，有明显的肝功能异常，如清蛋白＜35 g/L、凝血酶原活动度＜60%、明显黄疸等。患者可出现腹水、肝性脑病及门静脉高压引起的食管-胃底静脉明显曲张或破裂出血。

表 5-3　肝硬化患者的 ChiLd-Pugh 分级标准

临床或生化指标	分数		
	1	2	3
肝性脑病/级	无	1～2	3～4
腹水	无	轻度	中至重度
总胆红素/(μmol/L)	＜34	34～51	＞51
白蛋白/(g/L)	＝35	28～35	＝28
凝血酶原时间延长/秒	1～3	4～6	＞6

注：* 原发性胆汁性胆管炎或原发性硬化性胆管炎，总胆红素＜68 μmol/L 为 1 分，68～170 μmol/L 为 2 分，＞170 μmol/L 为 3 分。总分：A 级＝6 分，B 级为 7～9 分，C 级＝10 分。

（二）辅助检查

1.实验室检查

血常规常提示"三系"减少，尤其血小板计数减少最明显。有黄疸时尿胆红素/尿胆原阳性。肝功能代偿期时可正常,失代偿期时表现为清蛋白减少、清蛋白/球蛋白倒置等。凝血功能在代偿期时多为正常,失代偿期时凝血酶原活动度降低。

2.影像学检查

B超或CT检查可见肝脏缩小、表面呈锯齿状,肝实质呈结节样,门静脉内径增宽,脾脏增大等。胃镜检查可见食管-胃底静脉曲张、门静脉高压性胃病等表现。

3.组织病理学检查

肝活检组织病理学检查仍被认为是诊断肝纤维化和肝硬化的"金标准"。对于不明原因的肝硬化进行肝脏病理活检具有重要意义,且可作为肝纤维化分级和分期的依据。

四、诊断与鉴别诊断

(一)诊断

首先,确定患者有无肝硬化。肝活检组织病理学检查至今仍被认为是诊断肝纤维化和肝硬化的"金标准",结合患者的症状及相关实验室检查确定肝硬化程度。其次,肝硬化的病因为何,结合详细的病史、实验室检查尽可能地作出病因诊断;有哪些并发症,肝硬化一旦确定,应进行全面检查了解患者有无食管-胃底静脉曲张、腹水、肝性脑病等;患者的肝功能储备如何,因肝硬化患者的预后和各种并发症的病死率及一些治疗措施的远期疗效都取决于肝功能储备,因此对患者进行肝功能储备分级非常重要。目前常用的肝功能分级方法为英国外科医师Pugh等改良的ChiLd分级方法,简称ChiLd-Pugh分级(表5-3)。

(二)鉴别诊断

肝硬化的临床表现比较复杂,需与有类似表现的疾病相鉴别。有腹水时需与结核性腹膜炎、癌性腹膜炎、卵巢癌、缩窄性心包炎等相鉴别,上消化道出血应与消化性溃疡、出血性胃炎、胃黏膜脱垂、胆道出血等相鉴别,脾大需与白血病、血吸虫病等可引起脾大的其他疾病相鉴别。

五、治疗

肝硬化诊断明确后,应尽早开始综合治疗。重视病因治疗,必要时抗感染抗肝纤维化,积极防治并发症,随访中应动态评估病情。若药物治疗欠佳,可考虑胃镜、血液净化(人工肝)、介入治疗,符合指征者进行肝移植前准备。

(一)病因治疗

病因治疗是肝硬化治疗的关键,只要存在可控制的病因,均应尽快开始病因治疗。针对病因的治疗可以改善肝硬化的预后,提高患者生存。

(二)抗感染、抗肝纤维化治疗

对某些疾病无法进行病因治疗,或充分病因治疗后肝脏炎症和/或肝纤维化仍然存在或进展的患者,可考虑给予抗感染、抗肝纤维化的治疗。

1.抗感染治疗

常用的抗感染保肝药物有甘草酸制剂、双环醇、多烯磷脂酰胆碱、水飞蓟素类、腺苷蛋氨酸、还原型谷胱甘肽等。这些药物可通过抑制炎症反应,解毒,免疫调节,清除活性氧和自由基,调节能量代谢,改善肝细胞膜稳定性、完整性及流动性等途径,达到减轻肝组织损害,促进肝细胞修复和再生,减轻肝内胆汁淤积,改善肝功能的目的。

2.抗肝纤维化治疗

在抗肝纤维化治疗中,目前尚无抗纤维化西药经过临床有效验证,中医中药发挥了重要作用。目前常用的抗肝纤维化药物包括安络化纤丸、扶正化瘀胶囊、复方鳖甲软肝片等。在病因治疗基础上加用这些药物治疗慢性乙型肝炎患者可进一步减轻肝纤维化。

(三)治疗和预防并发症

由于肝功能减退和门脉高压,肝硬化患者可以发生多种并发症。在病因治疗和抗感染抗纤维化治疗的基础上,密切监控肝硬化相关并发症并积极预防和治疗对于改善患者预后至关重要。

第四节　肝　脓　肿

肝脓肿是指肝实质内单发或多发的脓性物积聚,大多是细菌性、阿米巴性或混合性脓肿,是消化系统常见严重疾病。而细菌性肝脓肿是指化脓性细菌侵入肝脏,造成局部肝组织炎症、坏死、液化,脓液积聚而形成的肝内化脓性感染。

一、流行病学

细菌性肝脓肿多继发于体内其他感染,最常见于胆道感染(尤其由胆道手术、胆管结石、恶性肿瘤、蛔虫梗阻所致感染)或身体其他脏器感染所致菌血症,常见于阑尾炎、憩室炎时细菌经肠系膜循环入门静脉侵入肝脏。炎症性肠病(尤其是克罗恩病)时肠黏膜屏障的受损亦为肝脓肿的危险因素。此外,未经治疗的口腔感染和细菌性心内膜炎所致菌血症也不可忽视。而钝性或穿透性肝损伤和邻近器官脓肿扩大至肝脏引起肝脓肿则较为少见。临床上也有部分患者的传播途径不明,称为隐源性肝脓肿。细菌性肝脓肿发病率没有明显的性别、种族或地理差异,50～70岁的年龄发病率相对较高,近年来糖尿病成为肝脓肿的易患因素。

二、临床表现

细菌性肝脓肿的症状都是非特异性的。临床上常见高热、全身乏力、食欲缺乏、体重减轻。也有5%～20%患者无发热症状。约一半患者有肝区疼痛。约1/3患者有恶心、呕吐。少数患者可有黄疸,除非继发于胆道感染,否则一般出现较迟。体格检查可发现肝大、压痛、肝区叩痛。

三、实验室检查

实验室检查白细胞计数明显升高,核左移或有中毒颗粒。部分患者有贫血。大部分患者有红细胞沉降率增快,部分患者可出现肝功能轻度异常,同时应对患者行血糖检测。

四、影像学检查

(一)X线检查

右叶肝脓肿可有右侧膈肌升高,活动度减小;并发脓胸或支气管胸膜瘘者,肋膈角消失并有肺内阴影。

(二)超声

超声常作为诊断首选。脓肿前期,病灶为不均匀、边界不清楚的低回声区,周围组织水肿可产生较宽的声圈。肝脓肿液化后,表现为边缘清楚的无回声区,壁厚。脓腔内可随液化程度形成不同的回声表现。

(三)CT检查

平扫时,脓腔为单发或多发低密度区,巨大脓腔的内壁不规则。病灶边界多数不清楚,脓肿壁呈稍高于脓腔低于正常肝的环形带。增强扫描后,脓肿壁可呈单环、双环甚至三环,由外到内分别为水肿、纤维肉芽组织和炎性坏死组织的病理结构。

(四)MRI检查

MRI检查具有多序列成像及功能成像的优势,T_1WI中表现为低信号,T_2WI中为高信号。脓肿腔可表现为均匀或不均匀信号,注入对比剂后,肝脓肿典型表现为周边强化,而后病变中央信号缓慢升高。

五、诊断

感染性疾病(尤其是胆道感染、菌血症者)出现高热、肝区疼痛及肝区叩击痛、肝大并触痛者,应高度怀疑。结合腹部B超、CT和MRI诊断多不困难,B超、CT可检出>2 cm脓肿病灶,而MRI可检出<2 cm脓肿病灶。肝穿刺抽得脓液即可确诊。

六、鉴别诊断

(一)阿米巴肝脓肿

本病发展过程较为缓慢,主要为发热、肝区疼痛及肝大。粪检常能发现阿米巴包囊或滋养体,超声检查脓肿所在部位可显示不均质的液性暗区(表5-4)。

表5-4 细菌性肝脓肿与阿米巴肝脓肿的鉴别诊断

鉴别要点	细菌性肝脓肿	阿米巴肝脓肿
流行病学	年龄50~70岁,无性别差异	年龄20~40岁,男性多发
病史	近期有胆道感染、败血症或腹部化脓性感染病史	可有阿米巴肠病史
症状	肝区疼痛,发热,寒战,乏力,食欲减退,体重减轻	急性表现为:高热、寒战、腹痛、败血症 亚急性表现:体重减轻,发热和腹痛较少见
体征	肝大,腹部包块,黄疸	肝区压痛
实验室	白细胞计数增多,贫血,肝酶升高,胆红素升高,低蛋白血症。血培养阳性(50%~60%)	阿米巴抗原、抗体阳性(70%~95%)
影像学	50%为多发肿脓,肝右叶多见,边缘不规则	80%为单个脓肿,肝右叶多见,圆形或椭圆形
脓液	黄白色或有臭味	棕褐色,继发细菌感染可黄白色,半数可查到阿米巴滋养体
治疗	抗生素治疗有效	抗阿米巴治疗有效

(二)右膈下脓肿

右膈下脓肿多继发于化脓性腹膜炎或上腹部大手术后。全身反应如寒战、发热等和局部体征不如肝脓肿明显,但右肩牵涉痛较显著,深吸气时尤重。X 线检查右膈下常有液气面出现,右侧横膈升高,膈肌运动受限。

(三)原发性肝癌

巨块型肝癌中心坏死液化,继发感染时临床表现与细菌性肝脓肿相近,但前者一般情况较差,肿大肝表面不平有结节感或可触及较硬的包块,血清 AFP 及脓肿穿刺病理学检查有重要鉴别意义。

(四)胆道感染

多有右上腹绞痛及黄疸,压痛主要在胆囊区,肝大及肝压痛不明显。X 线检查无膈肌升高、运动受限等表现,B 型超声检查肝区无液性暗区。

七、治疗

(一)药物

一旦考虑为细菌性肝脓肿,需尽早使用抗生素治疗。对于脓肿直径≤3 cm 及散在小脓肿、脓肿早期且尚未完全液化、局部中毒症状轻者,选择应用能覆盖 g＋及 g－细菌的大剂量广谱抗生素,而该病多合并有厌氧菌感染,应加用抗厌氧菌药物。遵循足量、全程的用药原则,防止耐药菌株的产生。同时对合并糖尿病患者应及时药物控制血糖。

(二)介入治疗

随着影像技术的广泛应用,B 超或 CT 引导下经皮肝穿刺抽脓或置管引流术已作为治疗细菌性肝脓肿的首选方案。指征:①保守治疗效果不佳。②脓肿液化明显,脓肿壁已形成。③脓肿直径＞3 cm 时且直径＜5 cm,经反复穿刺抽脓即可获得理想疗效;对于直径≥5 cm,脓液多且不易抽净而建议行置管引流;对于脓腔≥10 cm,有学者建议在 B 超引导下从不同部位向同一脓腔分别置入 2 根引流管以便充分引流。④凝血功能正常,全身状况差不能耐受开腹手术者。随着介入超声技术和操作器械的发展,内镜超声引导下细菌性肝脓肿引流治疗成为一种新的选择,其优势在于可以到达经皮穿刺方式不易处理的部位(如肝尾状叶和肝左叶腹腔面脓肿)。

(三)外科手术治疗

虽经皮肝穿刺抽脓或置管引流术已成为主流,但仍无法取代外科手术治疗。其手术指征为:①经皮肝穿刺抽脓或引流效果不佳者;②脓肿直径≥5 cm 并合并中毒症状重者;③脓肿破溃或有破溃可能者;④特殊部位(如尾状叶、膈顶部及左外叶)的脓肿者;⑤伴有胆道系统疾病(胆石症、肝硬化,胆道出血等)需手术治疗者;⑥不能很好配合穿刺者。随着微创外科的进步,腹腔镜治疗可有效地处理多房性细菌性肝脓肿及对脓肿破裂后行腹腔灌洗引流。而对于部分局限性肝脓肿、脓肿壁厚或位于肝脏边缘较大脓肿有破溃可能致感染扩散者则可考虑行肝部分切除术。

第五节　原发性肝癌

原发性肝癌指发生在肝细胞或肝内胆管细胞的肿瘤,多数为 HCC,胆管细胞癌的发生率不足 5％。本病恶性度高,浸润和转移性强,预后取决于能否早期诊断及早期治疗。AFP 的动态检测和影像学检查相结合是早期诊断的重要辅助手段。

一、流行病学

原发性肝癌的发病率近年来在全球范围内有增加趋势,居恶性肿瘤的第 5 位,死亡率位居恶性肿瘤的第 3 位。在 HBV 高流行区(如东南亚和撒哈拉以及南部非洲)发病率最高。

我国是肝癌的高发国家,肝癌病例约占全球的 55％,病死率仅次于肺癌,位居第二。沿海地区发病率较高,其中江苏启东、福建同安,广东顺德、广西扶绥是高发区,男性与女性比例为 2.7：1。

二、危险因素及发病机制

原发性肝癌的病因尚不完全清楚,可能是多种因素协同作用的结果。根据流行病学调查,多认为与下述因素有关。

(一)肝硬化

肝硬化是肝癌发生的首要危险因素,其主要病因为 HBV 和 HCV 感染。酒精性肝病、非酒精性肝病、原发性胆汁性肝硬化及血色病等可导致肝硬化的病因均有发生肝癌的风险。在欧洲、北美和日本,HCC 主要发生在已确诊肝硬化的患者中。

肝硬化发生和发展的机制十分复杂,而且涉及多种病因,因此不同病因所致肝硬化诱导肝癌的机制也存在差异。抗病毒治疗有助于阻止慢性乙型和丙型肝炎进展为肝硬化,但一旦形成肝硬化,即使采用规范的抗病毒治疗,其仍有进展为肝癌的风险。酒精性肝硬化合并 HBV、HCV 感染者发生肝癌的风险性更大。

(二)HBV 感染

慢性 HBV 感染者肝癌发生风险较非感染者高 10 倍。在亚洲、非洲和某些东欧国家,慢性乙型肝炎是 HCC 的主要病因,其影响远远超过慢性丙型肝炎。在中国和非洲,大约75%的 HCC 患者有慢性 HCV 感染,其发生 HCC 的风险与病毒的载量、性别、年龄,以及是否存在肝硬化有关。

HBV 的致癌机制复杂,目前多认为是由于 HBV-DNA 与宿主 DNA 的整合、HBV 游离复制型缺陷病毒的存在及 HBV 的某些基因产物使宿主基因组丧失稳定性,激活或抑制包括癌基因和抑癌基因在内的细胞生长调控基因的表达,进而促进肝细胞癌变。

(三)HCV 感染

HCV 慢性感染者发生 HCC 的风险较正常人群高约 17 倍。在日本、美国、拉丁美洲和欧洲,丙型肝炎是 HCC 最主要的病因。在慢性丙型肝炎和确诊的肝硬化患者中 HCC 的年发病率为 2%～8%。

与 HBV 不同,HCV 是 RNA 病毒,不能与宿主基因整合,因此 HCV 可能是通过多种非直接机制诱导肝癌的发生。HCV 核心蛋白进入宿主细胞,定位于线粒体膜外及内质网并促进氧化应激,激活 P38 蛋白和核转录因子信号途径活化,进而诱导炎症,或通过改变凋亡途径,促进肝细胞癌变。

HCV 感染发生 HCC 的风险与患者是否酗酒、是否存在肥胖/胰岛素抵抗及是否合并 HBV 感染等因素有关。酒精对 HCV 复制的促进作用可加重病情、促进疾病进展,HCV 阳性饮酒者发生 HCC 的危险性是 HCV 阴性饮酒者的 8.3 倍。此外,HCV 感染还被发现易引起胰岛素抵抗。胰岛素抵抗已被证实是肝纤维化和肝硬化的一个重要促进因素,虽然发生胰岛素抵抗的机制尚不清楚,但针对 HCV 感染的免疫反应被认为是与之有关。

应当注意的是,HBV/HCV 重叠感染或合并人类免疫缺陷病毒感染者肝癌发生的风险及疾病进展的速度明显增加,患者的生存期也相应缩短,临床上更应予以重视。有报道 HBV/HCV 重叠感染 10 年后发展为 HCC 的累积风险为45%,而单纯 HBV 或单纯 HCV 分别是 16%和 28%。

(四)酒精性肝病

酒精性肝病是肝癌发生的另一个危险因素,虽然肝癌风险是否与酒精摄入量相关目前尚不清楚,但大量饮酒(>50 g/d)是肝硬化的常见病因,因此其作为肝癌发生的一个重要危险因素也应引起重视。此外,大量饮酒可以与 HBV、HCV 感染在肝硬化的发生中起协同作用。合并 HCV 感染饮酒者肝硬化、肝癌的发生概率明显增加,其发生风险随酒精摄入量升高而递增。饮酒合并病毒感染者肝癌的发生率为 19.3%,而非感染者仅为 1.9%。当然,嗜酒合并肝炎病毒感染的类型存在着国家和地域的差别。欧美国家(包括日本)嗜酒合并 HCV 感染高达 12.2%,合并 HBV 感染为 7%;我国嗜酒合并 HCV 感染者为 0.12%～3.4%,但合并 HBV 感染者高达 28.3%。

酒精使 HCV 肝病恶化的机制尚不明确,可能与下述因素有关:酒精促进病毒复制;酒精相关的病毒基因组高变区改变加速了病毒相关性肝病的恶化及对干扰素治疗的抵抗;酒精抑制肝脏 Bcl-2 表达导致凋亡增加和肝损害加重等。

(五)非酒精性脂肪性肝病

非酒精性脂肪性肝病的发病率近年来逐渐增加,过去并不将其作为肝癌的危险因素,认为其发生肝硬化的概率很小,所以很少导致肝癌。但近年研究发现,非酒精性脂肪性肝炎与代谢综合征协同作用可不经由肝硬化的过程而直接增加肝癌发生的风险,甚至有研究发现,非酒精性脂肪性肝病是独立于患者年龄的肝癌发生的危险因素。有研究者对非酒精性脂肪性肝病患者肝癌发生率进行统计,发现约有 16% 的非酒精性脂肪性肝病患者并不存在任何 HCC 的其他危险因素(男女比例为 2:1),其中 36% 的患者甚至不存在肝硬化。

虽然,非酒精性脂肪性肝病导致肝癌的病理生理学发病机制及相关的肝细胞损伤机制并不清楚,但研究证实,胰岛素抵抗是一个重要的促进因素。胰岛素抵抗可通过增加肝内脂肪酸水平启动氧化应激反应,在脂肪变到脂肪型肝炎的发展过程中起重要作用,从而导致肝硬化。

(六)其他危险因素

长期受黄曲霉毒素 B_1 污染食物影响而发生的肝癌通常不经过肝硬化过程。黄曲霉毒素 B_1 进入体内后被代谢成活性的黄曲霉毒素 B_{1-8},9 环氧化物能够与 DNA 结合导致 $p53$ 抑癌基因变异等改变,这是南部非洲地区肝癌发生的最重要危险因素。

黄曲霉毒素 B_1 在肝脏中先经微粒体细胞色素 P450 酶系代谢,然后再经谷胱甘肽转移酶和其他Ⅱ相酶类降解而完成生物转化过程。谷胱甘肽转移酶 M_1 基因在遗传上的多态性导致不同个体对摄入黄曲霉毒素 B_1 生物转化能力的差异。生活在黄曲霉毒素 B_1 高污染地区并存在谷胱甘肽转移酶 M_1 纯合子缺失者发生肝癌的危险性增加。

此外,某些化学物质和药物如亚硝胺类、偶氮芥类、有机氯农药、雄激素及某些类固醇均是肝癌发生的危险因素。HBV 或 HCV 感染者若长期服用避孕药可增加肝癌发生的风险性。其他与肝癌发生相关的风险因素还有 α_1-抗胰蛋白酶缺陷、尿素循环缺陷、卟啉症、等遗传代谢性疾病、血色病;低硒、钼、锌、锰或高镍、砷等;右心衰竭、心包炎、遗传性出血性毛细血管扩张症、巴德-吉亚利综合征等引起的肝硬化;布鲁氏杆菌、梅毒、棘球蚴、血吸虫等感染因素,近来还有研究表明肝癌患者螺杆菌属细菌感染率高。

三、临床表现

原发性肝癌起病隐匿,早期症状不明显,出现典型临床症状和体征时一般已属中、晚期。

(一)临床症状

1.肝区疼痛

肝区疼痛多为肝癌的首发症状,表现为持续钝痛或胀痛。疼痛是由于肿瘤迅速生长使肝包膜被牵拉所致。如肿瘤生长缓慢或位于肝实质深部也可完全无疼痛表现。疼痛部位常与肿瘤位置有关,若肿瘤位于肝右叶疼痛多在右季肋部;肿瘤位于左叶时常表现为上腹痛,有时易误诊为胃部疾患;当肿瘤位于肝右叶膈顶部时,疼痛可牵涉右肩。癌结节破裂出血可致剧烈腹痛和腹膜刺激征,出血量大时可导致休克。

2.消化道症状

食欲减退、腹胀、恶心、呕吐、腹泻等消化道症状,可由肿瘤压迫、腹水、胃肠道淤血及肝功能损害而引起。

3.恶性肿瘤的全身表现

进行性乏力、消瘦、发热、营养不良和恶病质等。

4.伴癌综合征

伴癌综合征指机体在肝癌组织自身所产生的异位激素或某些活性物质影响下而出现的一组特殊综合征,可与临床表现同时存在,也可先于肝癌症状。以自发性低血糖、红细胞增多症为常见,有时还可伴有高钙血症、高脂血症、类癌综合征、血小板计数增多、高纤维蛋白原血症等。

(二)常见体征

1.肝大

肝大为中晚期肝癌的主要体征,最为常见。多在肋缘下触及,呈局限性隆起,质地坚硬。左叶肝癌则表现为剑突下包块。如肿瘤位于肝实质内,肝表面可光滑,伴或不伴明显压痛。肝右叶膈面肿瘤可使右侧膈肌明显抬高。

2.脾大

脾大常为合并肝硬化所致。肿瘤压迫或门静脉、脾静脉内癌栓也能引起淤血性脾大。

3.腹水

腹水为草黄色或血性,多数是在肝硬化的基础上合并门静脉或肝静脉癌栓所致。肝癌浸润腹膜也是腹水的常见原因。

4.黄疸

黄疸多为晚期征象,以弥漫型肝癌或胆管细胞癌为常见。肿瘤广泛浸润可引起肝细胞性黄疸。当侵犯肝内胆管或肝门淋巴结肿大压迫胆管时,可出现梗阻性胆汁淤积。

5.其他

由于肿瘤本身血管丰富,再加上肿瘤压迫大血管,故可在肝区出现血管杂音。肝区摩擦音提示肿瘤侵及肝包膜。肝外转移时则有转移部位相应的体征。

(三)肝癌的转移途径及转移灶的临床表现

肝癌转移的发生率较高,肝脏内丰富的血管是肿瘤发生转移的临床基础。根据转移的部位可将其分为肝内转移和肝外转移。肝外转移的主要途径有经血液转移、经淋巴道转移、直接蔓延和种植转移,肿瘤发生转移后可在相应的器官出现相应的表现。

1.肝内转移

肝组织有丰富的血窦,癌细胞有向血窦生长的趋势而且极易侵犯门静脉分支,形成门静脉癌栓,导致肝内播散。一般先在同侧肝叶内播散,之后累及对侧肝叶。进一步发展时癌栓可波及门静脉的主要分支或主干,可引起门静脉高压,并可导致顽固性腹水。

2.肝外转移

肝癌细胞通过肝静脉进入体循环转移至全身各部,最常见转移部位为肺,可引起咳嗽、咯血。此外，还可累及肾上腺、骨、脑等器官。骨和脊柱转移时出现局部疼痛和神经受压症状，颅内转移可出现相应的定位症状。淋巴道转移中以肝门淋巴结最常见，此外也可转移至主动脉旁、锁骨上、胰、脾等处淋巴结。肝癌也可直接蔓延，浸润至邻近腹膜及器官组织如膈肌、结肠肝曲和横结肠、胆囊及胃小弯。种植转移发生率较低，若种植于腹膜可形成血性腹水，女性患者尚可种植在卵巢形成较大肿块。

四、临床分期

肝癌分期有利于选择治疗方案和估计预后。国际上先后有多个分期系统，目前多认为肝癌的巴塞罗那临床分期系统比较全面地考虑了局部肿瘤、肝功能和全身总体状况，并具有多项循证医学证据，故目前在全球范围内广泛应用，见表 5-5。

表 5-5　巴塞罗那临床肝癌分期系统

分期	PST	肿瘤特征	肝脏功能评分
0 期（极早期肝癌）	0	单个肿瘤<2 cm	Child-Pugh A
A 期（早期 HCC）	0	单个肿瘤	Child-Pugh A-B
	0	3 个肿瘤均<3 cm	Child-Pugh A-B
B 期（中期 HCC）	0	多个肿瘤	Child-Pugh A-B
C 期（进展期 HCC）	1～2	血管浸润或肝外转移	Child-Pugh A-B
D 期（终末期 HCC）	3～4	任何肿瘤	Child-Pugh C

注：PST：performance status test（PST$_0$：正常活动；PST$_1$：有症状但几乎不影响下床活动；PST$_2$：白天卧床时间少于 50%；PST$_3$：白天卧床时间多于 50%；PST$_4$：完全卧床）。

五、并发症

（一）肝性脑病

肝性脑病是原发性肝癌患者常见的并发症，约占肝癌死亡原因的 1/3。

（二）消化道出血

消化道出血约占肝癌死亡原因的 15%。可因食管胃底静脉曲张破裂或胃肠道黏膜糜烂、凝血功能障碍等引起消化道出血。

（三）肝癌结节破裂出血

肝癌结节破裂出血发生率为 9%～14%。肝癌组织坏死液化可自发破裂，也可于外力作用下破裂。若出血限于包膜下可有急骤疼痛，肝脏迅速增大；若破入腹腔可引起急性腹痛和腹膜刺激征,严重者可致出血性休克或死亡。少量出血可表现为血性腹水。

(四)继发感染

因肿瘤长期消耗、机体抵抗力减弱、长期卧床等因素,肝癌患者易并发各种感染,如肺炎、肠道感染、真菌感染等。

六、辅助检查

(一)影像学检查

影像学诊断技术的进步,为肝癌的定性、定位、分期,以及确定治疗方案提供了可靠的依据。

1.超声显像检查

方便无创,结合 AFP 检查,有助于肝癌早期诊断,被广泛用于肝癌筛查。一般可显示直径 2 cm 以上肿瘤,除显示肿瘤大小、形态、部位,以及与血管的关系外,还有助于判断肝静脉、门静脉有无癌栓等。结合 AFP 检查,有助于肝癌早期诊断,因此被广泛用于筛查肝癌。实时超声造影除显示占位病变外,还可分析病灶血供情况,对肝癌与肝囊肿及肝血管瘤的鉴别诊断较有参考价值,但受操作者水平及细致程度的影响较大。

2.多层螺旋 CT 检查

多层螺旋 CT 分辨率远远高于超声,图像清晰而稳定,能全面客观地反映肝癌的特性,已成为肝癌诊断的常规手段。CT 具有以下优势:①增强扫描可清楚地显示肝癌的大小、数目、形态、部位、边界、肿瘤血供丰富程度,以及与肝内管道的关系;②对判断门静脉、肝静脉,以及下腔静脉是否存在癌栓、肝门和腹腔淋巴结是否存在转移、肝癌是否已侵犯邻近组织器官都具有重要价值;③可通过显示肝脏的形态、脾脏的大小,以及有无腹水判断是否合并肝硬化及其严重程度;④CT 动态增强扫描可以显著提高小肝癌的检出率,是诊断小肝癌和微小肝癌的最佳方法。

3.MRI 检查

MRI 检查具有高组织分辨率和多参数、多方位成像等特点,且无辐射影响,配合肝脏特异性 MRI 造影剂能够提高小肝癌检出率,而且对肝癌与肝脏局灶性增生结节、肝腺瘤等病变的鉴别亦有较大帮助。

对肝癌患者肝动脉化疗栓塞疗效的跟踪观察,MRI 较 CT 有更高的临床价值。另外,MRI 对判断肿瘤与血管的关系、观察肿瘤内部结构及其坏死等状况优于 CT,可作为 CT 检查后的重要补充手段。

4.正电子发射体层摄影术检查

正电子发射计算机断层显像利用 ^{11}C、^{15}O、^{13}N 和 ^{18}F 等放射性核素标记的配体与相应特异性受体结合,通过功能显像反映肝脏占位的生化代谢信息,并通过 CT 形态显像进行病灶的精确解剖定位。同时进行的全身扫描对评估转移、监测肿瘤的进展及选择治疗方案具有重要的指导意义。

5.肝动脉造影检查

肝动脉造影是目前诊断小肝癌的最佳方法。采用超选择性肝动脉造影、滴注法肝动脉造影或数字减影肝血管造影可显示 $0.5\sim1.0$ cm 的微小肿瘤。但由于该检查有一定创伤性,一般不列为首选,适用于经其他检查后仍未能确诊的患者。

(二)血清生化标志物检查

AFP 是目前认为最具临床价值的肝癌标志物,虽然单独应用时并不具有特异性和敏感性,但与影像学检查相结合时对肝癌具有重要诊断意义。可用于预测肝癌发生风险、对肝癌进行诊断筛查,并可用于监测疗效、评价病情及预测肝癌复发和生存率。如果未发现肝脏局部病灶而仅有 AFP 增高时,应对患者进行每 3 个月 1 次的随访;若 AFP>200 ng/mL,同时于肝脏发现>2 cm 病灶且在增强 CT 扫描时有"快进快出"强化现象,则高度支持肝癌的诊断。

其他血清生化学标志物,如异常凝血酶原和 AFP 异质体 AFP-L3 等,与 AFP 联合应用对肝癌的诊断也具有意义。AFP 与 AFP-L3 或异常凝血酶原联合应用时可能较单纯应用 AFP 具有更好的辅助 HCC 诊断的作用。与谷丙转氨酶或患者及肿瘤特征联合应用可提高早期 HCC 的发现率并可预测患者生存情况。随时间的动态改变较 AFP 本身能更好地辅助肝癌的早期诊断,对预测治疗应答和患者生存情况也具有一定帮助。

(三)病理检查

虽然病理学检查是诊断原发性肝癌的"金标准",但需注重与临床相结合。根据肿瘤的大体形态和组织学特征可将肝癌分为不同病理类型。

1.大体分型

(1)弥漫型:小癌结节弥漫分布全肝。

(2)巨块型:瘤体直径>10 cm。

(3)块状型:瘤体直径在 $5\sim10$ cm,根据肿块数量和形态,又分为单块型、融

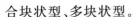

合块状型、多块状型。

(4)结节型:瘤体直径在 3～5 cm,根据结节数量和形态,又可分为单结节型、融合结节型、多结节型。

(5)小癌型:瘤体直径<3 cm。

2.组织学分型

根据组织学特征可分为肝细胞型、胆管细胞型、混合型及特殊类型。肝细胞型占原发性肝癌的 90%以上,胆管细胞型不足 5%,混合型更少见,特殊类型如纤维板层型和透明细胞癌型罕见。

肝癌的病理诊断应包括肿瘤的部位、大小、数目、细胞和组织学类型、分化程度、有无血管和包膜侵犯、是否存在卫星灶和转移灶,以及癌旁肝组织病变程度等。病理报告还可附有与肝癌药物靶向分子、生物学行为,以及判断预后相关的免疫组化和分子标志物的检测结果,以供临床参考。

3.肝内转移与多中心发生的鉴别

与原发肝癌灶相比,肝内转移癌应由相同或较低分化程度的癌组织构成,而多中心发生肝癌应是高分化癌组织,即便存在低分化癌细胞也应被包围在高分化的癌细胞结节中,并与原发肝癌病灶处在不同的肝段上。鉴于多中心发生的原发性肝癌结节可发生在不同的时间段,故又有同时性发生或异时性发生的区别。异时性多中心发生更常见,同时性多中心发生仅见于肝硬化患者。术后短期内复发多源于最初的肝癌病灶,若术后较长时间如 3 年后复发则常为多中心异时性发生肝癌。DNA 倍体分析已被公认有助肝内转移和多中心发生的鉴别。

需要注意的是,小肝癌不等同于早期肝癌的概念。有些小肝癌早期就可出现微小转移灶,手术切除疗效不一定很好;另外,早期肝癌患者也并非都处于肝功能代偿期,能否切除决定于肝功能状态。

七、诊断与鉴别诊断

存在原发性肝癌的易患因素和临床特征,影像学检查显示有>2 cm 的肝癌特征性占位性病变时,诊断并不困难。若同时伴有 AFP>200 ng/mL,对诊断更具有重要意义。小肝癌的诊断有时尚需借助肝活体组织学检查。

鉴别诊断应注意下述疾病。

(一)肝硬化及活动性肝炎

原发性肝癌多发生于肝硬化基础上,故有时两者在影像学上不易鉴别。肝硬化局部病灶发展较慢,肝功能损害显著。活动性肝炎也可有 AFP 升高,但通常为一过性,且往往伴有转氨酶显著升高。肝癌患者则血清 AFP 持续上升,可与转氨酶曲线呈分离现象,AFP 异质体 AFP-L3 升高。

(二)继发性肝癌

继发性肝癌多有原发肿瘤病史,以消化道恶性肿瘤最为常见,其次为呼吸道、泌尿生殖系统、乳腺等处的肿瘤。与原发性肝癌相比,继发性肝癌病情发展较慢,症状较轻,除少数原发于消化道的肿瘤外,AFP 多为阴性。确诊关键在于发现肝外原发癌的证据。

肿瘤特征性表现:动脉期快速不均质血管强化,而静脉期或延迟期快速洗脱。

(三)肝脏良性肿瘤

AFP 阴性肝癌尚需与肝血管瘤、多囊肝、棘球蚴病(包虫病)、脂肪瘤、肝腺瘤等肝脏良性肿瘤相鉴别,主要依赖于影像学检查。。肝血管瘤是肝脏最常见的良性肿瘤,CT 对其有重要诊断价值,平扫时显示密度均匀一致的软组织肿块,增强扫描时病灶呈"快进慢出"强化现象。

(四)肝脓肿

急性细菌性肝脓肿较易与肝癌鉴别,慢性肝脓肿吸收机化后有时不易与肝癌鉴别,但患者多有感染病史,必要时在超声引导下行诊断性穿刺。慢性肝脓肿经抗感染治疗多可逐渐吸收变小。

八、治疗

所有患者在治疗之前均应进行肺部影像学检查以确定有无肺转移。

(一)手术治疗

1.肝切除术

肝切除术是国内外普遍采用治疗肝癌的首选方法。能否进行手术切除及切除的疗效不仅与肿瘤大小及数目有关,更重要的是与肝脏功能、肝硬化分期、肿瘤部位、肿瘤界限、包膜完整程度及有无静脉癌栓密切相关。也可根据具体情况采用根治性肝切除或姑息性手术方式。

手术切除必备的条件包括:①患者一般状况良好,无明显心、肾等重要器官疾病;②肝功能 Child-Pugh A 级,或虽为 B 级,但经短期治疗后恢复到 A 级;③定量肝功能试验基本在正常范围以内;④无不可切除的肝外转移性肿瘤。

根治性肝切除的局部条件:单发肝癌表面较光滑,周围界限较清楚或有假包膜形成,受肿瘤破坏的肝组织<30%,或虽>30%但无瘤侧肝脏明显代偿性增大达全肝组织的 50%以上;多发性肿瘤未超过 3 个,且局限在肝脏的一段或一叶内。

对不符合根治性切除的患者也可考虑姑息性肝切除。如若不再适宜姑息性肝切除,也可考虑非切除性姑息性外科治疗,如术中肝动脉结扎和/或肝动脉、门静脉插管化疗等。

2.肝移植术

肝移植术适合于仅有≤5 cm 孤立病灶者或每个病灶≤3 cm,总体未超过3 个病灶者。已出现静脉癌栓、肝内播散或肝外器官转移者则不再适合肝移植。

(二)消融治疗

消融治疗是指在影像技术引导下局部直接杀伤肝癌细胞的一类治疗手段,目前以射频和微波消融,以及无水酒精注射最为常见。

对于直径≤5 cm 的单发病灶或直径≤3 cm 但在 3 个以内的多发病灶,无血管、胆管侵犯或远处转移,肝功能 Child-Pugh A 级或 B 级的早期肝癌患者,消融是非手术治疗的最好选择。对于单发≤3 cm 的小肝癌常可获得根治性消融的效果。

由于局部治疗毕竟有一定的局限性,目前不推荐对>5 cm 的病灶单纯实施消融治疗。位于肝脏表面的外裸肿瘤、肝功能 Child-Pugh C 级、TNM 分期Ⅳ期或肿瘤呈浸润状、严重门静脉高压、合并感染等严重情况是消融治疗的禁忌证。

(三)介入治疗

介入治疗指肝动脉栓塞化疗,是非手术治疗的首选方法。介入治疗适用于不能手术切除的中晚期患者,以及由于其他原因不能或不愿意接受手术者。

肝功能 Child-Pugh C 级、严重门静脉高压、已发生广泛转移、肿瘤范围占全肝 70%以上,以及合并感染等严重情况是肝动脉化疗栓塞的禁忌证。

口服的多靶点、多激酶抑制剂索拉菲尼已被指南建议用于不适合手术和有远处转移的肝癌患者,并已成为晚期肝癌的标准用药。其既可通过抑制血管内皮生长因子受体和血小板源性生长因子受体阻断肿瘤血管生成,又可通过阻断蛋白激酶信号传导通路抑制肿瘤细胞增殖,故可发挥双重抑制、多靶点阻断的抗肝癌作用。其主要的毒副作用有乏力、手足皮疹、痤疮和腹泻等。

近年来,也有学者开始探讨索拉菲尼对不同分期肝癌患者的疗效并观察其在早期肝癌,以及与全身放、化疗联合治疗的效果。索拉菲尼在肝移植围术期的应用也在探讨中。

1.索拉菲尼与局部栓塞化疗的联合应用

肝癌是一种对抗癌药敏感性极低的癌症之一,可能与多药耐药基因有关,因此目前的肝癌化疗主要以局部肝动脉化疗栓塞方式为主。肝动脉化疗栓塞联合索拉菲尼治疗中晚期肝癌的临床疗效目前已经得到广泛认可。

2.索拉菲尼与放疗的联合应用

抗血管生成药物如索拉菲尼与放疗联合应用治疗肿瘤的国际范围内的临床研究尚在进行中,已获得的结果表明,内辐射 90Y 联合索拉菲尼或立体定向放疗加索拉菲尼疗效较好,但尚需要更深入的临床研究加以证实。

(四)抗病毒及生物治疗

由 HBV 和 HCV 感染引起的病毒性肝炎和肝硬化是原发性肝癌诸多致病因素中的最主要因素,因此对于慢性乙型、丙型肝炎患者积极采取抗病毒治疗方案,控制原发病、延缓慢性肝炎的进展不仅有助于预防原发性肝癌的发生,甚至对已发生原发性肝癌的患者也能达到提高患者生存质量,延长生存期的目的。

对 0~1 期的 HCC 患者,尽管巴塞罗那分期建议应尽可能行肝切除术、肝移植术或消融术治疗,并认为其是改善患者预后的最佳方案,但是此类患者 5 年的生存率也仅为 $50\%\sim70\%$,其中影响预后的主要原因是肝癌的复发问题,而高载量的肝炎病毒是诱导 HCC 复发,尤其是远期复发的独立危险因素。

抗 HBV 的药物主要包括核苷(酸)类似物和干扰素两大类。核苷(酸)类似物是通过抑制 HBV-DNA 多聚酶干扰病毒复制发挥抗病毒作用,而干扰素与核苷(酸)类似物作用机制不同,其可通过与肝细胞表面干扰素受体结合直接抑制 HBV 复制外,还可通过激活 HBV 特异性 $CD4^+$ T 细胞、促进自然杀伤细胞杀伤活性等机制在发挥抗病毒作用的同时也发挥抗肿瘤作用。

HCV 相关性肝癌的抗病毒治疗目前尚有一定难度,干扰素联合利巴韦林虽然是抗 HCV 的标准治疗方案,但受不良反应的影响及大多合并肝硬化的现实问题,故 HCV 相关肝癌术后的抗病毒治疗应需谨慎进行。近年来,直接抗病毒药物的发展十分迅速,其将有可能成为改善 HCV 相关性肝癌预后的重要措施。

胸腺肽 α_1 和 IL-2 通过免疫调节、抗肿瘤和抗病毒效应有助于减少复发,改善生活质量;细胞因子诱导的杀伤、细胞是目前用于肝癌过继性细胞免疫治疗的活性细胞;^{131}I-美妥昔单抗已被批准用于肝癌的治疗,但规范用于临床的方法还十分有限,免疫、基因、内分泌、干细胞等多种生物技术治疗肝癌的疗效尚需更充分的循证医学证据。

(五)放疗

放疗属于姑息性治疗手段,适用于部分晚期患者。其并发症分为急性期(治疗期间)及放疗后期(放疗后 4 个月内)肝损伤,临床要高度重视。急性期肝损伤往往可逆,易修复;放疗后期肝损伤常不可逆,一旦发生,死亡率高。

(六)系统化疗

最近一项开放性、多中心、随机对照Ⅲ期临床研究发现,包含奥沙利铂＋亚叶酸钙＋氟尿嘧啶的化疗新方案可使晚期肝癌患者死亡风险降低 20%,复发转移风险降低 38%,且肿瘤客观缓解率显著提高到达 8.2%,该结论为肝癌系统化疗及手术前的新辅助化疗提供了一种新的可选方法。但在采用肿瘤切除或进行肝移植之前,是否将索拉菲尼与新辅助化疗联合应用,目前尚存在争议。有研究者认为两者的联合应用有诱导围术期并发病的可能,因为肝移植后患者存在营养缺乏,有影响创口愈合的风险;另外,应用索拉菲尼可使疾病暂时稳定,容易使人们对移植的必要性产生误解。因此是否将索拉菲尼与术前的新辅助化疗联合应用仍需进一步探讨。

目前认为对于没有禁忌证的晚期肝癌患者,系统化疗优于最佳支持治疗。其主要适应证为:①合并肝外转移者;②不适合手术和肝动脉化疗栓塞者;③合并门静脉主干癌栓者。

(七)中医治疗

中医药作为肝癌的辅助治疗方法,有助于提高生活质量,延长生存期。我国国家药监局已批准多种现代中药制剂用于肝癌的治疗,但仍需更深入的高级别循证医学证据加以规范。

九、预防与预后

HBV 和 HCV 感染引起的病毒性肝炎和肝硬化是原发性肝癌诸多致病因素中的最主要因素,通过注射疫苗预防乙型肝炎、采取积极的抗病毒治疗方案延缓慢性乙型和丙型肝炎的进展对预防原发性肝癌的发生至关重要。积极治疗酒精性肝硬化和其他慢性肝病、避免黄曲霉毒素,以及化学物质和药物的影响也对预防肝癌起积极的作用。疾病预后主要取决于能否早期诊断及早期治疗。肝癌切除术后 5 年的生存率为 30%~50%,其中小肝癌切除后 5 年生存率为 50%~60%。

第六章　胆 道 疾 病

第一节　胆 石 症

一、定义

胆石症为在胆囊内发生结石的疾病。大多数为多发,单发者多为球形,多发者可为小球形、多面体形或扁片状不等。

二、分类

按化学成分可分为两大类。

(一)胆固醇结石

以胆固醇为主要成分,其中纯胆固醇结石可为单发或多发,球形,呈皂白色或黄色,剖面见放射状结晶,核心可有少量胆红素,胆固醇含量>90%;另有一种胆固醇混合性结石为多发,多面体形,表面呈褐绿色,可有花纹,剖面分层,可见结晶,胆固醇含量>60%。

(二)胆色素结石

胆色素结石是以胆色素为主的混合性结石,胆固醇含量<45%,可为单发或多发,呈红褐色或黑褐色,形状不定,呈块状或泥样,也可为小沙砾样,较大结石的剖面可见年轮样层状结构,多为胆色素混合性结石;纯胆色素结石呈黑色小结石。

三、病因

(一)胆固醇结石

胆固醇结石的形成认为需具备以下情况。

1.胆汁中的胆固醇过饱和

胆汁中的胆固醇浓度明显增高,胆酸盐和卵磷脂含量相对减少,不足以转运胆汁中的胆固醇,此种胆汁为胆固醇过饱和胆汁,即石胆汁。

2.胆汁中胆固醇的成核过程异常

胆汁中的小泡聚集融合成大泡,使溶解状态的胆固醇析出胆固醇单水结晶,是胆固醇结石形成的最初阶段。在此过程中成石胆汁中的某些成核因子有明显的促成核作用,缩短成核时间;黏糖蛋白还可将胆固醇结晶网结在一起促进结石增长。

3.胆囊功能异常

胆囊结石只在胆囊内发生,切除胆囊后胆固醇结石不再复发,说明胆囊在胆固醇结石形成中的重要性。胆囊对水、电解质的吸收功能增加,使胆汁浓缩,成石胆汁刺激导致胆囊黏膜分泌黏糖蛋白增加,在成核过程中起重要作用。胆囊收缩运动减弱使胆汁滞留于胆囊内形成沉淀物,提供胆固醇结晶聚集和生长所必要的时间和场所。另胆固醇结石在女性多见,雌激素可促进胆汁中的胆固醇过饱和,与胆固醇结石成石有关。

(二)胆色素结石

胆色素结石分黑色和棕色 2 种,在形态学、发病机制和临床相关表现方面均存在差异。黑色结石的形成无明显诱因,主要发生于胆囊且不伴感染。与黑色结石形成的有关因素包括慢性溶血、地中海贫血、心脏瓣膜修复术、年龄增长、长期全胃肠外营养及肝硬化等。棕色结石常发生于胆道,且与细菌和寄生虫感染相关。

四、临床表现与辅助检查

(一)临床表现

早期常无明显症状,伴有轻微不适易被误认为是胃病而未及时就诊。少数单发的大的胆固醇结石在胆囊内自由存在,不易发生嵌顿,很少产生症状,个别在体检时偶然发现,被称为无症状性胆石症。胆囊内的小结石可嵌顿于胆囊颈部,引起临床症状,尤其在进食油腻食物后胆囊收缩,或睡眠时由于体位改变使症状加重。胆绞痛是其典型的首发症状,右上腹痛,持续伴阵发性加剧,向后背部放射,常伴有恶心、呕吐等,症状也可自行缓解。如胆囊结石嵌顿不缓解,则胆囊增大、积液,合并感染可发展为急性化脓性胆囊炎或胆囊坏疽;如胆囊结石较小,可通过胆囊管排入胆总管,胆绞痛症状暂时缓解。体征常不明显,右上腹胆囊区可有压痛,有时可扪及肿大的胆囊。

(二)辅助检查

1.实验室检查

一般的胆绞痛无血液学和生化学方面的改变。急性胆囊炎常见白细胞计数增多和核左移,胆囊的炎症和水肿可压迫胆总管造成氨基转移酶和碱性磷酸酶增高。

2.影像学检查

(1)腹部平片检查:价值不大,只有 13%～17% 的胆石症含有足够的钙成为阳性结石。

(2)超声检查:特异性和敏感性均很高,超声下结石表现为高回声及后方声影,超声检查未能发现结石并不能排除胆石症的诊断。

(3)CT 检查和超声检查相比,不具优势,但可显示胆管扩张、结石和肿块等。

五、诊断与鉴别诊断

诊断有赖于临床表现和 B 超检查。胆囊结石很常见,并可与其他疾病共存,应通过适当的诊断性检查排除,包括上消化道、结肠、肾和胰腺等疾病。一些腹腔外疾病如心绞痛、降主动脉瘤、脊髓神经痛、胸膜炎、心包炎,以及代谢性疾病如遗传性血管性水肿、急性间歇性卟啉病,也可出现类似的临床表现,应注意相鉴别。

六、治疗方案

胆石症的治疗目的在于缓解症状,减少复发,消除结石,避免并发症。

(一)手术治疗

1.开腹胆囊切除术

开腹胆囊切除术简单、安全,适用于大部分有症状的胆石症患者,是有并发症的患者的第一选择。胆总管胆石症患者应行胆囊切除术加胆总管探查和取石。肝内胆管结石伴局限性的肝硬化或肝内胆管狭窄者首选肝叶切除术。

2.腹腔镜胆囊切除术

腹腔镜胆囊切除术有创伤小、痛苦轻、术后恢复快的特点。绝对禁忌证为不能耐受全麻和无法控制的凝血功能障碍;相对禁忌证包括粘连或炎症、弥漫性腹膜炎。

(二)对症治疗

主要适应证为初次发作的青年患者,经非手术治疗症状迅速缓解者,临床症状不典型,发病以超过 3 天,无紧急手术指征且在非手术治疗下症状有消退者。主要包括卧床休息、禁饮食或低脂饮食、输液、纠正电解质和酸碱紊乱、抗感染、解痉止痛和其他对症治疗。

1.控制饮食

脂肪类食物可促进缩胆囊素释放而引起胆囊收缩,促进胆汁排泌。因此,为了能够使胆囊及胆管得到适当的休息,在急性发作期应禁食脂肪类食物,而采用高糖流汁饮食。富含胆固醇的食物如动物脑、肝、肾,鱼卵,蛋黄等,不论在胆石症发作期或是静止期均少食为宜。无胆总管梗阻或在胆石症静止期,植物油脂有利胆作用,可不必限制。

2.缓解疼痛

轻度疼痛可经控制饮食、休息、肛门排气等治疗而缓解。严重病例除禁食外,应插鼻胃管行胃肠减压,以吸出胃及十二指肠内容物、气体,减少胃十二指肠内容物对胆汁分泌的刺激性,有利于胆汁引流及排出。亦可以消除或减少因缩胆囊素引起的胆囊收缩作用,从而减少胆绞痛的发作频率和减轻疼痛程度。此外,还可以应用解痉止痛药与镇静药。

(1)硝酸甘油:每次 0.3～0.6 mg,每 3～4 小时于舌下含服 1 次。亦可应用作用时间长的硝酸酯类控释制剂。

(2)阿托品:每次 0.5 mg 皮下注射或肌内注射,每 3～4 小时肌内注射 1 次;或山莨菪碱 20 mg 加入 10% 葡萄糖溶液 250 mL 中静脉滴注,1～2 次/天。

(3)镇痛药:如哌替啶或布桂嗪 50～100 mg 肌内注射,效果较好。

上述镇痛药与解痉药合用可以加强止痛效果。但吗啡能引起奥狄括约肌痉挛,故属禁忌。

3.利胆及抗感染治疗

硫酸镁口服有松弛奥狄括约肌的作用,使滞留的胆汁易于排出,口服 50% 硫酸镁 10～15 mL,3 次/天,与餐后口服;胆盐能刺激肝脏分泌大量稀薄的胆汁,有利于冲洗胆管,用于症状缓解期并持续数周,可减少症状复发;去氢胆酸片 0.25 g 或胆酸片 0.2 g,3 次/天,餐后服用此 2 种药,在胆道梗阻时不宜采用,以免增加胆管压力。抗生素应考虑抗菌谱、药物在胆汁中的浓度及其不良反应,常选用广谱抗生素,尤其对革兰阴性杆菌敏感的抗生素和抗厌氧菌药物,最好按照细菌培养结果来选择;若细菌感染种类不明时,则应优先选择在胆汁中浓度最高的抗生素;必要时在加强抗生素的情况下使用激素治疗,以减轻炎症反应、增强机体应激能力。

4.慢性病例的治疗

可采用利胆药如脱氧胆酸、牛胆酸钠、消炎利胆片等,同时注意饮食调节,多能控制发作。

5.其他治疗

胆石症的急性发作期伴胆道梗阻时,可出现黄疸及皮肤瘙痒,控制黄疸所致的瘙痒可用炉甘石洗剂洗擦,或应用去双氢麦角碱 1 mg 或考来烯胺等。但考来烯胺对完全梗阻性黄疸的瘙痒无治疗效果,还应注意补充维生素 A、维生素 D、维生素 K 等脂溶性维生素及钙盐。

6.经皮肝穿刺胆管引流术

对严重的胆道梗阻或化脓性胆管炎者可行经皮肝穿刺胆管引流术,以引流胆管、降低胆管压力、控制感染、降低病死率、赢得手术时间等。

7.内镜下十二指肠乳头切开术

此法适应于直径<3 cm 的胆总管结石,乳头狭窄经 ERCP 证实伴有胆总管扩张、淤胆等。术后可自行排石或以取石器械取出石头,同时可在胆总管内放置长引流管行鼻胆管引流。

8.体外震波碎石

效果差,虽可碎石,但不一定能排净,可复发,有并发症,价格贵。胆管内结石可以试用。

(三)药物治疗

药物治疗包括口服溶石药物治疗和局部注射溶石治疗。

1.口服溶石药物治疗

鹅脱氧胆酸和熊脱氧胆酸均能增加胆汁中的胆酸浓度,同时继发性减少肝脏内胆固醇分泌;鹅脱氧胆酸可减少胆固醇合成,而熊脱氧胆酸可以减少胆固醇吸收,加速结石溶解。熊脱氧胆酸的溶石作用较鹅脱氧胆酸快,毒副作用小,价格昂贵,治疗建议剂量为 8～10 mg/(kg·d),肥胖者需加大剂量。如果连续治疗 6～9 个月仍未见明显的溶石效果,应停止治疗。对含钙阳性结石患者合并较重肠炎、以往患有肝病或糖尿病者则不宜应用。

2.经皮、经肝胆囊置管药物直接溶石

经皮、经肝胆囊置管及十二指肠镜置入鼻胆导管,将导管与胆石接触,注入溶石剂进行溶石治疗。溶解胆固醇结石的药物有单辛酯、甲基叔丁醚;溶解胆色素结石的药物有二甲基亚砜、依地酸钠等。

七、药学监护要点

(1)注意哌替啶静脉注射后可出现静脉血管扩张、血压下降,尤其与吩噻嗪类药物(如氯丙嗪等)及与中枢抑制药并用时。本品严禁与单胺氧化酶抑制剂同用,且务必在单胺氧化酶抑制剂停药 14 天以上方可用药,而且应先试用小剂量(1/4 的常用量),否则会发生难以预料的严重并发症。

(2)注意长期使用熊脱氧胆酸可增加外周血小板数量,如治疗中出现症状反复、加重应终止治疗,行外科手术或其他治疗。本品不应与考来烯胺、考来替泊及含有氢氧化铝和/或蒙脱石等的抗酸药同时服用,因为这些药可以在肠道中和熊脱氧胆酸结合,从而阻碍吸收,影响疗效。如果必须服用上述药物,应在服用该药前或后 2 小时后给予熊脱氧胆酸。

(3)注意老年患者使用阿托品容易发生抗 M 胆碱样不良反应,如排尿困难、便秘、口干(特别是男性),也易诱发未经诊断的青光眼,一经发现,应立即停药。

第二节 胆 囊 炎

一、急性胆囊炎

(一)定义

急性胆囊炎是一种常见的急腹症,由胆囊管梗阻、化学刺激、细菌感染所引起的胆囊急性炎症性病变所致。根据胆囊内有无结石将胆囊炎分为结石性胆囊炎和非结石性胆囊炎,非结石性胆囊炎较少见。

(二)病因

1.胆囊管梗阻

急性胆囊炎患者大部分由于结石梗阻胆囊管所致,此外还有蛔虫、梨形鞭毛虫、华支睾吸虫、炎性渗出物等所致的梗阻及胆囊管扭曲畸形、胆囊管外肿大淋巴结和肿瘤压迫等原因所致的胆囊管梗阻。

2.胰液反流

胆总管和胰管的共同通道发生梗阻时,导致胰液反流进入胆囊,胆汁中的胆盐激活胰酶原引起化学性胆囊炎。

3.细菌感染

大多数致病菌通过胆管逆行进入胆囊,也可自血液循环入侵。入侵的细菌主要为革兰阴性杆菌、厌氧菌等,一旦胆囊胆汁排出不畅或梗阻时,胆囊的内环境有利于细菌繁殖和生长。

4.其他

急性非结石性胆囊炎占急性胆囊炎的 5%～10%。大多数与严重创伤、烧伤、大手术后、长期肠外营养等病因有关,可能与胆囊胆汁淤积和缺血相关。但是约有 70% 的急性非结石性胆囊炎不能由上述原因解释。

(三)病理

急性胆囊炎的起始阶段胆囊管梗阻、内压升高,黏膜充血性水肿、渗出物增多,此时为急性单纯性胆囊炎。如果病因没有解除,炎症发展,病变可累及胆囊壁全层,白细胞弥漫浸润,浆膜也有纤维性和脓性渗出物覆盖,称为急性化脓性胆囊炎,还可引起胆囊积脓。如胆囊内压继续增高,致囊壁血液循环障碍,引起胆囊壁组织坏疽,即为急性坏疽性胆囊炎。胆囊壁坏死穿孔发生时会导致胆汁性腹膜炎,穿孔部位常在胆囊颈部或底部。如胆囊穿孔发生过程较慢,被周围大网膜、十二指肠、横结肠粘连包裹可形成胆囊周围脓肿。

(四)临床表现

1.腹痛

腹痛是本病的主要症状,常在进食脂肪餐后或夜间发作,表现为右上腹部剧烈绞痛或胀痛,可向右肩、右肩胛下区放射。2/3 的患者可有典型胆绞痛的既往史。在老年人中,由于对疼痛的敏感性降低,可无剧烈腹痛,甚至可无腹痛症状。

2.恶心、呕吐和食欲缺乏

患者常有食欲缺乏,反射性恶心、呕吐,呕吐剧烈时可吐出胆汁,引起水、电解质紊乱,呕吐后腹痛不能缓解。

3.全身症状

大多数患者伴有中度发热,当发生化脓性胆囊炎时可有寒战、高热、烦躁、谵妄等症状,甚至可出现感染性休克。10% 的患者可出现轻度黄疸。如果嵌于胆囊管的结石引起胆囊炎,同时压迫胆总管,引起胆总管阻塞;或者胆石症嵌入肝总管,产生胆囊胆管瘘,引起胆管炎或黄疸,称为梅尼埃病。表现为反复发作的胆囊炎、胆管炎及梗阻性黄疸。

4.体征

早期可有右上腹压痛或叩痛。胆囊化脓坏疽时可扪及肿大的胆囊,压痛明显,范围增大,可出现反跳痛和肌紧张。墨菲征阳性是急性胆囊炎的典型体征。

(五)辅助检查

血白细胞计数明显增高者提示胆囊化脓或坏疽,血清氨基转移酶和总胆红素可能有升高。超声检查为首选的诊断方法,可显示胆囊增大、囊壁增厚、胆囊周围有渗出液,并可探及胆囊内结石影像。CT可获得与B超相似的效果。胆道核素扫描可提示胆囊管有无梗阻,对诊断也有一定帮助。

(六)诊断与鉴别诊断

本病多见于40岁以上的肥胖女性,根据症状、体征、超声等检查,急性胆囊炎的诊断大多都能明确。但需与相关疾病相鉴别,包括急性病毒性肝炎、急性酒精性肝炎、急性胰腺炎、右下肺炎、肾盂肾炎、急性右心衰竭、心肌梗死、消化性溃疡并发急性穿孔、急性盲肠高位或后位阑尾炎等疾病。

二、慢性胆囊炎

(一)定义

慢性胆囊炎是胆囊慢性炎症性病变,可由结石、慢性感染、化学刺激及急性胆囊炎反复迁延发作所致。

(二)病因

1.胆囊结石

约70%的慢性胆囊炎患者胆囊内存在结石,结石可刺激和损伤胆囊壁并引起胆汁排泌障碍。

2.感染

由细菌、病毒、寄生虫等各种病原体引起胆囊慢性感染。慢性炎症可引起胆管上皮及纤维组织增生,可引起胆管狭窄。

3.化学刺激

胆总管和胰管的共同通道发生梗阻时,导致胰液反流进入胆囊,胆汁中的胆盐激活胰酶原并损伤囊壁的黏膜上皮。此外,胆汁排泌发生障碍,浓缩的胆盐又可刺激囊壁的黏膜上皮造成损害。

4.急性胆囊炎反复发作

急性胆囊炎反复迁延发作,使胆囊壁纤维组织增生和增厚、囊腔萎缩变小并丧失正常功能。

(三)病理

胆囊壁的慢性炎症使囊壁水肿、纤维组织增生和钙化,致囊壁中度增厚,胆囊浆膜面与周围组织发生粘连,瘢痕组织收缩,囊腔变窄甚至闭合,即胆囊纤维化。大部分慢性胆囊炎在镜下见黏膜萎缩,胆囊壁各层有明显的结缔组织增生,淋巴细胞和单核细胞浸润,黏膜上皮向囊壁内凹陷生长,有时深达肌层,形成罗阿氏窦。

(四)临床表现

临床症状常不典型,大多数患者有胆绞痛的病史,有厌油脂饮食、腹胀、嗳气等消化不良的症状。也可有右上腹隐痛,极少有发热。体检可发现右上腹胆囊区有轻压痛或不适。

(五)辅助检查

B超检查是最重要的辅助手段,可测定胆囊和胆总管的大小、胆石的存在及囊壁的厚度;可发现胆囊缩小、壁厚内存结石、胆囊收缩功能差等。其他还有腹部 X 线片、胆囊胆道造影术及放射性核素扫描等检查。

(六)诊断与鉴别诊断

对脂肪饮食不耐受、腹胀及反复发作的餐后上腹部胀痛不适患者,经超声检查显示胆囊结石、囊壁增厚、胆囊萎缩者可确诊为慢性胆囊炎。常需与胆囊胆固醇沉积症、胆囊腺肌增生症、胆囊神经瘤病、消化性溃疡、慢性胃炎、慢性胰腺炎、非溃疡性消化不良等疾病相鉴别。

三、治疗

(一)一般治疗

对于急性胆囊炎患者,确诊后一般采用非手术治疗,既能控制炎症,也可作为术前准备。一般经非手术治疗,症状多可缓解,以后再行择期手术。非手术治疗包括卧床休息,禁食,输液,静脉补充营养,维持水、电解质平衡,解痉、镇痛,抗感染治疗和利胆治疗等,必要时进行胃肠减压。腹痛时可给予解痉药和镇痛剂,如阿托品、哌替啶等。

(二)手术治疗

有下列情况时,应经短时的对症治疗准备后,施行紧急手术。

(1)临床症状重,不易缓解,胆囊肿大,且张力较大有穿孔可能者。

(2)腹部压痛明显,腹肌强直,腹膜刺激症状明显,或在观察治疗过程中腹部体征加重者。

(3)化脓性胆囊炎在非手术治疗下症状未能缓解或病情恶化者。

(4)老年患者胆囊容易发生坏疽及穿孔,对症状较重者应及早手术。

(三)药物治疗

1.治疗措施

(1)解痉镇痛对症治疗:有阵发性腹痛者可给予山莨菪碱或阿托品肌内注射。诊断明确而腹痛剧烈者必要时可用哌替啶肌内注射。吗啡可使胆管平滑肌张力增加,故不宜使用。可用33%硫酸镁溶液口服或胃管注入利胆治疗。

(2)抗生素的应用:急性胆囊炎应及时控制感染,改善症状。胆道感染的细菌可能为大肠埃希菌、肠球杆菌、肺炎杆菌、其他革兰阴性杆菌和厌氧菌。宜选用在胆汁中浓度高的药物,一般可用第二和三代头孢菌素、氨基糖苷类抗生素、第三代喹诺酮及抗厌氧菌药物。例如头孢哌酮、头孢他啶、头孢曲松、庆大霉素、妥布霉素等均在胆汁内有较高的浓度,有利于胆管感染的治疗;为了控制厌氧菌可加用甲硝唑或替硝唑,对控制肠源性混合型细菌感染效果较好。

(3)口服溶石治疗:各种口服溶石药物如熊脱氧胆酸等均是通过降低胆固醇饱和度起到溶石作用,故仅对胆固醇结石有效。

2.治疗药物

(1)茴三硫:能增强肝脏谷胱甘肽水平,增强肝细胞活力,使胆汁分泌增多,有利胆作用。用于胆囊炎、胆石症及消化不适,也用于急、慢性肝炎的辅助治疗。口服,1次25 mg,1天3次。甲状腺功能亢进者慎用,胆管完全梗阻者禁用。

(2)苯丙醇:促进胆汁分泌、帮助消化,并有排出结石及降低胆固醇的作用。用于胆囊炎、胆管感染、胆石症、胆管手术后综合征和高胆固醇血症、脂肪肝、慢性肝炎等。口服,1次0.1~0.2 g,1天3次,饭后服用。如治疗超过3周,1天剂量不宜超过0.1~0.2 g。胆管完全梗阻者禁用,孕妇最初3个月应慎用。

(3)曲匹布通:具有选择性松弛胆管平滑肌并直接抑制胆管奥狄括约肌的作用,可使胆管括约肌松弛,使它能降低胆总管与十二指肠汇合部位的通过阻力;能降低胆囊、胆管内压,促进胆汁和胰液排出而改善食欲、消除腹胀;还有解痉镇痛及利胆作用。口服,1次1片,1天3次,饭后服用,疗程2~4周。完全性胆道梗阻、急性胰腺炎患者慎用。

3.其他

慢性胆囊炎以非手术治疗为主,应低脂饮食,可口服硫酸镁或中药利胆,腹痛明显者可用抗胆碱药解除平滑肌痉挛。在急性发作期应积极进行抗感染治疗。对反复发作、伴有较大胆石、胆囊积水或有胆囊壁钙化者,行胆囊切除术是合理的根本治疗,也可行腹腔镜下胆囊切除术。

第三节　胆道蛔虫病

胆道蛔虫病是指蛔虫进入胆总管、肝内胆管和胆囊所引起的疾病。蛔虫主要寄生于空肠和中段回肠,当机体内环境失调、消化功能紊乱、胃酸分泌减少、肠道蠕动失调、胆系内环境 pH 改变,便可引起寄生在肠道内的蛔虫上窜,钻入胆道内,导致梗阻性黄疸、胆绞痛、胆囊炎、胆管炎、胰腺炎、肝内脓肿甚至败血症等严重并发症。

一、流行病学

蛔虫病作为一种人类的蠕虫感染,是最普通和最广泛的人类传染病之一,亦是最常见的胃肠道寄生虫感染。其多见于热带及亚热带地区,美洲、拉丁美洲、印度、远东地区为高发区,中国和东南亚的发病率为 41%～92%。部分归因于土壤温暖和湿润的条件有利于蛔虫幼体的生长,部分归因于恶劣的卫生条件有利于感染的循环。该病感染的人群约占世界人口的 25%,每年大约有 2 万人死于这种疾病。尽管该病为热带及亚热带地区的地方病,但人口迁移正导致本病逐渐增加,这就要求临床医师熟悉胆道蛔虫病的临床表现及对该病的诊治。

通常,成年蠕虫栖息于肠腔内无任何临床症状,但当蠕虫大量聚集时,便可引起肠梗阻、肠扭结及肠套叠的疾病,而少有蠕虫移居到胆道,胆道蛔虫病仅占医院诊断的蛔虫相关疾病的 10%～19%。

二、发病机制

(一)迁移

蠕虫成虫一般寄生在肠腔内,尤其是空肠,除非大量聚集成团时,否则一般不引起临床症状。因为它们有钻入小开口的倾向,所以当过多虫体聚集在空肠或是由于肠道感染造成的蠕动过速时,它们会进入十二指肠。它们钻入十二指肠壶腹,并向肝胆管内移动,最终会导致胆道蛔虫病。进入胆道的蛔虫通常在胆囊切除术、括约肌切开术、胆总管造口术、括约肌成形术等手术术后才被发现。

生理、生化、机械等几个因素被认为促进了蛔虫的迁移。众所周知,胆囊切除术后会出现胆总管扩张,这是机体的一个生理性适应,是在没有胆囊时储存胆汁而形成的空间,但这同样也为线性动物提供了空间。人们发现在胆囊切除术后的患者,缩胆囊素水平会升高,它和促胰液素一起会导致奥狄括约肌的松弛,也因此为蛔虫的迁移开放了一个通道。外科手术的操作中,胆总管探查和用扩张器扩张奥狄括约肌可以使括约肌扩张并在几天内保持括约肌开放。这可以使蠕虫更容易越过通道进入胆管,并最终导致术后的胆道蛔虫病。以上所有这些因素均促进了蛔虫进入胆管系统。此外,因为黄体酮可作用于括约肌的平滑肌,使蛔虫更容易进入胆道系统,因此,在平均年龄为 35 岁的人群中(4～70 岁),女性的胆道蛔虫病患者比男性更多见(女性∶男性为 3∶1),同时孕妇患胆道蛔虫病的可能性更大,儿童患胆道蛔虫病的可能性较小,很有可能是因为儿童胆道系统较狭小,不适于蛔虫进入。

活的蛔虫停留在胆道内会导致胆管阻塞的临床症状,直到虫体退入十二指肠。蛔虫如何退入十二指肠的原理仍不被人们所知。有学者提出了蛔虫撤离的几个机械模型:①奥狄括约肌的痉挛或许会导致管状的虫体和虫尾剧烈运动而缩入它们的头部;②解痉药物和胆囊的收缩会造成胆道内胆汁的流动,从而导致虫体被喷射出来;③蛔虫或许会向后调头,从而轻松地从胆道内移动出来。

(二)感染

当蛔虫进入胆道后会大量分泌一种多肽,其作为化学刺激物,会导致过敏的临床症状和奥狄括约肌痉挛。胆汁淤积的化合物和由蛔虫携带的肠腔内容物共同导致了化脓性胆管炎、胆囊炎和胰腺炎。在地方性疾病区,5％的胆道蛔虫病患者复发化脓性胆管炎的概率较高。蛔虫会偶然间进入肝内胆管,从而侵入肝实质,造成局部的炎症,导致组织坏死和化脓。而蛔虫阻塞胆囊管,导致胆囊的化脓性炎症较少见。

(三)结石病和胆道狭窄

蛔虫会产生 β-葡萄糖醛酸苷酶,使结合胆红素水解出葡萄糖醛酸,其与可溶性胆红素结合成不溶于水的胆红素钙,这个过程即导致了肝内外结石的形成。死亡及分解的蛔虫碎片导致了导管黏膜的破坏,产生大量含有嗜酸性粒细胞的渗出物,形成纤维反应沉淀。在这一过程中,稠密的纤维组织就像异物巨细胞一样。最终,蛔虫虫体崩解,出现狭窄,再加上感染和化脓性胆管炎,以上这些都是形成结石的因素。

三、临床表现

胆道蛔虫是肠道内蛔虫经肝胰壶腹钻入胆道系统引起的疾病。蛔虫多位于胆总管内,也可进入胆囊或肝内胆管。虫体钻入胆道可引起胆道阻塞导致胆管扩张和继发细菌感染,但很少引起黄疸。临床多见于青少年,曾有上腹部及脐周反复疼痛史。发病急骤,上腹部阵发性剧烈绞痛,伴恶心、呕吐,少数人可呕出蛔虫,不发作时如正常人。实验室检查:粪便镜检有蛔虫卵,血常规嗜酸性粒细胞计数增高。多有不当驱蛔虫史或有全身及消化道紊乱史,曾有便、吐蛔虫史。本病初发时剧烈腹痛与体征不一致,出现并发症时则症状体征复杂,应仔细分析。

(一)临床症状

1.腹痛

腹痛常为突然发作的剑突下钻顶样剧烈绞痛,患者面色苍白、坐卧不宁、大汗淋漓、弯腰捧腹、哭喊不止、十分痛苦,腹部绞痛时可向右肩背部放散,但也可突然缓解。腹痛多为阵发性、间歇发作,持续时间长短不一,疼痛过后,可如常人安静或戏耍,或精神萎靡。这种症状是胆道蛔虫病的特点,有助诊断。绞痛常因虫体嵌顿于括约肌处或多数成虫络绎进入胆道所致,甚至绞痛频频发作、难以缓解。当括约肌疲劳、松弛、蛔虫全部进入胆道或退出胆道,暂时静止时,临床症状可暂时缓解。出现胆道感染时,则腹痛持续。当合并肝脓肿时,可有肝区、腰背部胀痛。合并急性胰腺炎时,腹痛可扩展到上腹中部、左上腹及腰背部。若蛔虫致胆道穿孔,可出现全腹持续剧烈腹痛及腹膜刺激征。当蛔虫引起胆道出血时,可有上腹爆炸性疼痛、轻度黄疸和上消化道大出血三联征。胆道感染严重时,可出现败血症等。

2.恶心、呕吐

恶心、呕吐多发生在绞痛时,相伴发生,吐出物中可含胆汁或黄染蛔虫。有的为"干呕",患者不能正常进食。

3.全身症状

早期无明显发冷发热,当并发急性化脓性胆管炎、胆囊炎时可有发冷发热和黄疸。如并发肝脓肿、膈下感染、败血症等,则出现寒战高热,甚至中毒性休克等。

(二)体征

早期虽然上腹绞痛,但腹软或仅上腹深在轻微压痛,无肌紧张,与其他急腹症显著不同。晚期如出现肝、胆化脓性感染、腹膜炎,可有腹膜刺激征:腹部压痛、反跳痛和肌紧张,或可触及肿大而有压痛的肝脏、胆囊等。由于胆道蛔虫堵塞或胆石并存,或肝脏中毒性损害,可有不同程度的黄疸。

四、诊断

超声检查下,蛔虫进入胆总管后,可见胆总管内蛔条形管腔影,内部回声不均匀,活虫体还可见其蠕动,如虫体已死或钙化,则为条索样强回声影。

CT 在胆道蛔虫病中的应用通常限于累及肝脏或胰腺的患者。磁共振胰胆管造影(magnetic resonanced cholangio-pancreatography,MRCP)可以提供胆道系统三维的投影,同时可以观察到肝外胆道的细节。

ERCP 因其同时具有治疗作用,可以作为胆道蛔虫病的一项独特检查方法。它对于在乳头处可以直视的蛔虫和胆道内可成像的蛔虫是很有意义的。因为蛔虫通过奥狄括约肌时通常使其扩展开,因此,ERCP 对于蛔虫患者来说较容易进行操作。

五、治疗

胆道蛔虫病的治疗手段有很多种,包括保守治疗、内镜下治疗及手术治疗。

(一)保守治疗

存在胆管炎的患者保守治疗的目的是通过口服驱虫药来麻痹小肠内的蛔虫,从而通过有效的肠蠕动使蛔虫排出体外。驱虫药可以选择噻吩嘧啶、甲苯咪唑、阿苯达唑。但需要注意的是,这种治疗手段要禁止肠内营养,并需要静脉给予营养液、抗生素和解痉药物,它对于大多数患者是有效的。保守治疗通常持续72 小时,它的疗效要通过临床检查和肝功能来评估。并同时通过腹部彩超监测胆道系统的蛔虫蠕动。保守治疗的成功与否可通过热退、疼痛减轻、黄疸消退及胆道系统虫体消失来评价。该治疗手段成功率在 68%～80%。临床症状一般在 3 天内消退,此手段可以防止虫体在胆道系统内死亡,并可以通过规律口服驱虫药物来防止蛔虫再次感染。

(二)内镜治疗

内镜下驱虫通常用于保守治疗无效的患者,此类患者通常病程超过 3 周,胆道系统内的虫体已经死亡,不能自行移出。此方法还可用于胆绞痛复发的患者,他们对解痉药物的反应较差。取出虫体后,临床症状会迅速缓解。而对于急性化脓性胆管炎的危重患者,内镜下取出虫体是一个挽救生命的手段。此方法可以最大限度地避免括约肌切开术,因为其可以通过促进虫体从肝胰排出而减少再次感染的可能。

(三)外科手术

外科手术主要是内镜治疗失败时采用,包括肝内胆管结石而导致的胆系结石、狭窄和化脓,胆囊的蛔虫病,以及很少见的胰腺炎。外科治疗包括胆囊切除术、移除胆道内和胰管内的结石和虫体、清除肝脏脓肿。清除的手术包括 T 管引流、胆总管十二指肠吻合术、胆管空肠吻合术,特殊情况下也会行胰空肠吻合术。

内镜治疗失败而导致的复发性胆道蛔虫病,不管有没有做括约肌切开术,都需要立刻减轻括约肌压力。在手术之前,临时行内镜下胆管的减压对于患者来说更为适合。如果疾病局限于一个肝叶,则肝叶切除术是其有效的治疗手段。反复探查复发的结石是有一定风险的,因为暴露胆道有一定的困难。术者可以通过空肠造口术来形成一个通往肝脏的通道,来解决这个问题。

六、预防

随着健康教育和医疗条件的提高,给予有效的驱虫药物来控制蛔虫并不难。有研究指出,在日本根治蛔虫 50 多年后,该病的患病率由 61.3％降到 0.1％。

第四节　胆　道　肿　瘤

一、胆囊良性肿瘤

胆囊良性肿瘤少见,且一般无临床症状,多数是在超声检查时发现胆囊息肉样病变,这些病变的性质如何、怎样处理,值得引起医师的注意。胆囊息肉样病变在超声图像上常显示为等回声病变,凸向胆囊腔内,后方无声影,不随体位变换而移动。超声诊断的正确率为 50％～90％。

胆囊良性肿瘤根据性质可分为真性肿瘤和假性肿瘤。真性肿瘤包括腺瘤、脂肪瘤和平滑肌瘤;假性肿瘤包括胆固醇息肉、炎性息肉和腺肌瘤病。①腺瘤:可单发或多发,超声图像上密度与肝脏基本相同,表面光滑,通常无蒂。②胆固醇息肉:常见,常常多发,回声强于肝脏,有蒂,表面不光滑呈桑葚样。病理学特点为增生的绒毛上积聚胆固醇晶体。

随访发现,80%～90%胆囊息肉样病变体积不发生变化,但是仍有一小部分腺瘤会发生恶变,建议有以下情况时,考虑行胆囊切除术:有症状的患者;病变直径超过 10 mm,恶变概率会增大;出现其他恶变的征象,包括无蒂、与肝脏等回声、增长迅速。

一些胆囊的良性肿瘤会自行消失,但大多数不会。对于后者,一部分患者会选择行胆囊切除术一劳永逸。对于大多数没有选择手术的患者,建议定期随访,一般每 6 个月做 1 次超声检查,监测肿瘤是否增大。总之,对于无症状患者,且超声检测显示肿瘤直径<10 mm 及无恶性征象者,建议保守治疗,定期随访。如果经腹超声检查不能确诊,建议行内镜下超声检查,后者诊断正确率达到 80%。

二、胆囊癌

(一)流行病学

胆囊癌少见,但是由于与慢性胆固醇性胆石症有关,因此世界范围内胆囊癌的发病率地区差异很大。在美国最常见的胃肠道恶性肿瘤中,胆囊癌位列第 6 位。但是近年来由于其他原因行胆囊切除术的概率增加,导致胆囊癌患病率有所降低。

(二)病因学

75%的胆囊癌患者合并胆囊结石,尤其是大的、多发的结石,很多患者合并慢性胆囊炎,这可能与胆固醇性胆结石引起胆囊黏膜慢性炎症导致上皮细胞增生,增加了癌变的概率有关。钙化胆囊容易癌变,其他可能与胆囊癌发病的相关因素包括胆肠瘘、胰胆管结合部变异导致胰液反流、梅尼埃病、接触化学致癌物和伤感杆菌感染。其中胆囊的慢性伤寒杆菌感染使胆囊癌发生的概率增加 167 倍,因此应当应用抗生素或胆囊切除术积极治疗慢性伤寒和副伤寒携带者。

另外,一些胆囊的良性病变也可发生恶变,如胆囊腺瘤,尤其是直径超过 10 mm 的腺瘤性息肉。胆囊腺癌的危险因素包括孤立的腺瘤性息肉、有症状的腺瘤性息肉、合并胆囊结石,以及年龄超过 50 岁。胆固醇性胆囊息肉不是癌前病变。

一些基因突变也可能参与了胆囊癌的发病,如 *p53*、*K-ras*。

(三)病理学

最常见的恶性肿瘤类型是高分化的腺癌,可表现为乳头状。乳头状腺癌早期表现为疣状的赘生物,慢慢长大至充满整个胆囊。类黏液样癌生长迅速,转移早,容易出现胶状腹膜癌。鳞状细胞癌和硬癌容易被识别。发生退行性变的肿瘤恶性度尤其高。

肿瘤常起源于胆囊底或胆囊颈,但是由于肿瘤生长迅速,导致起源部位难以判定。胆囊有着丰富的淋巴和静脉回流系统,因此淋巴结转移出现早。胆囊癌容易侵及肝脏、腹膜、胃、结肠,形成消化道瘘或者引起压迫症状。

(四)临床表现

随着年龄的增长,发病率逐渐增加,通常老年人多发,女性发病率为男性的3倍。患者常常有胆囊结石导致的长期慢性胆囊炎病史。临床症状有右上腹疼痛、恶心、呕吐、不能耐受高脂食物。如果病情进展,会出现体重减轻、黄疸。查体发现右上腹部压痛,胆囊区触及一个肿块,质地硬,腹水。有时在胆囊切除手术组织标本病理学检查上发现胆囊癌,特别小的病灶甚至在术中都不能被发现。

(五)辅助检查

(1)胆管梗阻时,血清、尿液和粪便检查提示胆汁淤积。

(2)常用的胃肠道肿瘤标志物如 CA19-9、CEA 对诊断胆囊癌的敏感性和特异性比较低。

(3)超声检查发现胆囊腔内有肿块,有时肿块充满整个胆囊腔,早期胆囊癌可表现为胆囊壁增厚,与急性或慢性胆囊炎引起的胆囊壁增厚,有时候很难相鉴别。CT 检查发现胆囊区有肿块。超声和 CT 对胆囊癌的检测率达到 60%～70%,超声或 CT 发现胆囊癌时,病情往往已经进展,手术切除概率低。内镜下超声检测得到的肿瘤图像与组织学浸润深度成正比,有助于肿瘤分期。

(4)黄疸患者行 ERCP 检查显示胆管受压。血管造影检查显示肝动脉和门静脉受压移位。术前确诊率仅 50%。

(5)术前经皮细针穿刺有助于诊断,同时可以评估手术切除范围,明确治疗方案,如术前放疗、化疗。

(六)治疗

胆囊癌患者大致有以下 3 种情况:①疑似胆囊良性病变手术切除后病理检查诊断为胆囊癌;②术前检查显示手术切除概率大;③晚期,失去手术机会。目前胆囊癌的治疗方案由疾病分期决定,手术切除是唯一治愈方案,但是只有10%～30%患者适合手术切除。胆囊癌的根治术包括部分肝切除术和淋巴结清扫术。但是这种根治术的效果仍有很大争议。

1.手术切除

手术切除是治愈胆囊癌的唯一方法。对于原位癌或 T_{1a},如果胆囊管未受肿瘤侵及,可仅行胆囊切除术。T_{1a} 期淋巴结转移概率低,为 2.5％,如果对 T_{1a} 期患者采取包括淋巴结清扫术在内的扩大切除术,潜在的病死率增加,获益小。T_2 期肿瘤发生淋巴结转移概率大,达 56％,需要行包括局部淋巴结清扫术在内的扩大胆囊切除术,扩大胆囊切除术切除范围包括肝脏胆囊窝(Ⅳb 和 Ⅴ 段)的楔形切除,预后较好。对在胆囊切除术时偶然发现的胆囊癌进行二期根治术后,5 年生存率为 61％～75％。有报道,T_3 和 T_4 期肿瘤根治术后的 5 年生存率为 21％～44％。对于局部浸润型胆囊癌,肝脏切除范围与胆囊窝和肝门受累程度有关。体积大的肿瘤可能需要行肝右叶切除术,术前及术中很难对肝十二指肠韧带是否受累作出正确诊断,因此有学者建议行肝外胆管切除术及淋巴结清扫术。但是大多数学者仍然支持仅在有明确肿瘤浸润证据时行肝外胆管切除术。

2.姑息治疗

局部浸润不能手术切除的胆囊癌患者常出现黄疸、腹痛和肠梗阻等临床症状。这些患者,尤其是伴有肝脏或腹膜转移者的生存期一般只有数月,这时,应当采取能最大程度缓解症状同时病死率又比较低的治疗方法。内镜下或经皮穿刺胆管引流是一个可取的治疗方法,对于并发肠梗阻者,可采取肠旁路术。

目前放疗和化疗的疗效欠佳。

(七)预后

影响胆囊癌预后的最主要的因素是淋巴结转移情况。其他提示预后差的因素包括非乳头状腺癌、血管受侵。由于大部分胆囊癌患者确诊时已失去手术时机,因此预后差。50％患者确诊时已存在远处转移。$T_{1\sim2}$ 期患者(癌灶局限于胆囊壁内)5 年生存率为 32％,$T_{3\sim4}$ 期患者(进展期)确诊后 5 年生存率为 10％。

而有些患者因胆囊结石行胆囊切除术时发现胆管癌,这些患者预后较好。确诊后平均生存期为 3 个月,1 年生存率 14％,壶腹部癌和分化好的胆囊癌生存期较长。

三、肝外胆管的良性肿瘤

肝外胆管的良性肿瘤少见,早期不易发现,多在出现胆管梗阻和胆管炎时才引起注意。确诊肿瘤非常重要,因为手术切除即可治愈。

(一)乳头状瘤

乳头状瘤突入胆总管腔内,肿瘤体积小,质地软,血管丰富,可以有蒂或无蒂,可单发或多发,可是囊性的,也可恶性变,肿瘤分泌黏液时可引起梗阻性胆管炎。胆管造影多表现为光滑的肿瘤突入到胆管腔内。

(二)腺肌瘤

腺肌瘤可出现在胆管的任何位置。质地硬,边缘清楚,体积多变,最大直径可达到 15 cm。手术切除可治愈。

(三)纤维瘤

纤维瘤体积小,质地硬,早期即可引起胆管梗阻。

(四)颗粒细胞瘤

颗粒细胞瘤起源于间叶细胞,多累及青年女性,可出现胆汁淤积,需与胆管癌和局部硬化性胆管炎鉴别。手术切除即可治愈。

四、胆管癌

胆管癌是一种发生在胆管上皮的恶性肿瘤,发病率低。胆管的任何一个位置都可出现胆管癌。根据发病部位可分为肝内胆管癌和肝外胆管癌,肝外胆管癌又分为肝门区或高位胆管癌和低位胆管癌。肝内胆管癌常表现为肝脏肿块,肝外胆管癌常阻塞胆管引起梗阻性黄疸。手术切除是唯一治愈方法,但是很多患者不适合手术治疗。

(一)流行病学

胆管癌发病率低,美国大约为 0.85/10 万。常见于 65 岁以上的老年人,男性发病率高于女性。肝外胆管肿瘤发病率高于肝内胆管肿瘤,但是肝内胆管癌的发生率正在增加,英国、威尔士、美国的研究发现从 20 世纪 70 年代早期到 90 年代中期,发病率增加了 10 倍,原因尚不清楚,可能与经皮穿刺技术的发展有关。但是肝外胆管癌的死亡率却有所下降。

(二)病因学

病因不明。目前发现胃肠道的恶性肿瘤如胰腺癌、胃癌和大肠癌与慢性炎症有关,胆管癌可能也与慢性炎症有关。与胆管癌发病相关的因素可以分为两大类:一类与局部地区有关,如胆道寄生虫感染和肝内结石。亚洲国家肝吸虫感染较多,华支睾吸虫在中国、韩国、日本比较常见,这些国家的原发性肝脏肿瘤中有 20% 是胆管癌。泰国肝吸虫感染在泰国、老挝和马来西亚西部比较常见。这些寄生虫可以产生致癌物和自由基,刺激肝内胆管上皮细胞增生,诱发 DNA 突变。另一类在大范围区域内,如原发性硬化性胆管炎、溃疡性结肠炎和胆管先天性囊性疾病。大多数原发性硬化性胆管炎合并胆管癌的患者同时患有溃疡性结肠炎。钍造影剂不仅与肝血管肉瘤有关，还可能与胆管癌发病有关。其他可能与胆管癌有关的化学物品有氡、亚硝胺、二噁英、石棉。

（三）病理学

癌灶常起源于胆囊管与肝总管或左、右肝管交汇处。肝管的肿瘤可以向肝内浸润，可以引起肝外胆管的完全堵塞、肝内胆管扩张、肝脏增大、胆囊萎缩。如果肿瘤局限于一侧肝管，那么胆管梗阻是不完全性的，不会出现黄疸，这侧胆管引流的肝叶会发生萎缩，另一侧则代偿性增生。

胆总管处的肿瘤往往表现为实质性的肿块，引起环形狭窄，也会形成溃疡。肿瘤沿着胆管生长，穿透胆管壁。

尸检发现，仅有一半的患者出现局部和远处转移。转移时常常累及腹膜、腹部淋巴结、横膈、肝脏和胆囊，很少累及血管壁，腹腔外转移少见。

目前广泛使用的胆管癌分类系统有 2 个，一个是 Weinbren 和 mutum 分类系统，描述了胆管癌的三种组织学亚型，即结节状、硬化型和乳头状；另一个是 Klatskin 分类系统，描述了肝门区胆管癌大体标本的三种亚型，即小硬结节型、节段狭窄型和乳头状生长型。日本学者提出了一种新的大体标本分类方法，分为三种亚型，即肿块型、管周浸润型和管内生长型，见图 6-1。这与 Weinbren 和 mutum 分类系统相吻合。

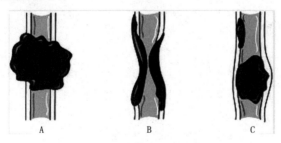

图 6-1　胆管癌形态分类

A.肿块型；B.管周浸润型；C.管内生长型

组织学上大多是分泌黏液的腺癌。镜下癌灶累及的范围远远超过肉眼可观测到的肿瘤范围。高位胆管癌往往分化较好，相反低位胆管癌分化较差。肝门区肿瘤表现为纤维间质丰富的硬化，远处的肿瘤往往为结节状或乳头状。

（四）分子学变化

12 密码子 *K-ras* 原癌基因的点突变被发现与胆管癌相关。p53 蛋白在高分化胆管癌中表达。非整倍体型与肝门区胆管癌、神经受累和生存期缩短有关。

胆管癌细胞包含生长抑素受体。生长抑素类似物可以抑制细胞的生长。

(五)分级和分期

美国癌症联合委员会分级指南认为肝内胆管肿瘤的诊断和治疗与原发性肝脏肿瘤一致。肝门区胆管癌分级详见图 6-2；而分期可见表 6-1 和表 6-3。分期标准见表 6-2 和表 6-4。

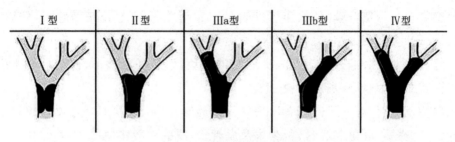

图 6-2　肝门区胆管癌分级图

表 6-1　肝内胆管癌分期

分期	描述
T 分期(原发肿瘤)	
T_X	无法评估的原发肿瘤
T_0	无肿瘤
T_{is}	原位癌
T_1	孤立肿瘤，无血管浸润
T_2	孤立肿瘤伴血管浸润或肿瘤多发但单个癌灶不超过 5 cm
T_3	肿瘤多发超过 5 cm 或肿瘤浸润门静脉或肝静脉的主要分支
T_4	肿瘤直接浸润除胆囊外的其他相邻器官或腹膜脏层穿孔
N 分期(淋巴结)	
N_X	远处淋巴结转移情况无法评估
N_0	无淋巴结转移
N_1	有淋巴结转移
M 分期(远处转移)	
M_X	无法评估
M_0	无远处转移
M_1	有远处转移

表 6-2 肝内胆管癌分期标准

分期	T	N	M
I	T_1	N_0	M_0
II	T_2	N_0	M_0
IIIA	T_3	N_0	M_0
IIIB	T_4	N_0	M_0
IIIC	任何 T	N_1	M_0
IV	任何 T	任何 N	M_1

表 6-3 肝外胆管癌分期

分期	描述
T 分期（原发肿瘤）	
T_X	无法评估的原发肿瘤
T_0	无肿瘤
T_{is}	原位痛
T_1	组织学证实肿瘤局限于胆管内
T_2	肿瘤浸润至胆管外
T_3	肿瘤浸润肝脏、胆囊、胰腺和/或门静脉或肝动脉的同侧分支
T_4	肿瘤浸润以下任一部位：门静脉主干或其双侧分支、肝总动脉或其他相邻器官（结肠、胃、十二指肠或腹壁）
N 分期（淋巴结）	
N_X	远处淋巴结转移情况无法评估
N_0	无淋巴结转移
N_1	有淋巴结转移
M 分期（远处转移）	
M_X	无法评估
M_0	无远处转移
M_1	有远处转移

表 6-4 肝外胆管癌分期标准

分期	T	N	M
0	T_{is}	N_0	M_0
I	T_1	N_0	M_0
II	T_2	N_0	M_0

续表

分期	T	N	M
ⅢA	T_3	N_0	M_0
ⅢB	T_4	N_0	M_0
ⅢC	任何 T	N_1	M_0
Ⅳ	任何 T	任何 N	M_1

(六)临床表现

黄疸是最常见的临床表现,表现为梗阻性黄疸的特点,如尿液颜色加深、陶土样大便和瘙痒。常伴有一些非特异的胃肠道症状,如厌食、恶心、体重减轻、乏力。

有时胰管因癌栓堵塞导致以急性胰腺炎为首发症状,但这种情况非常少见。有时因检查其他疾病发现血液生化或者影像学结果出现异常而发现此病。肝内胆管癌常常因患者自己触到腹部肿块或者自觉腹胀、上腹部疼痛而发现此病。胆管炎少见,但接受手术、内镜干预的患者也可以出现胆管炎。

(七)辅助检查

1.实验室检查

(1)血清生化学检查:提示胆汁淤积。血清胆红素、碱性磷酸酶和谷氨酰转肽酶明显增高。如果增高的水平出现波动常提示胆管不完全性梗阻或仅一个肝管受累。

(2)大便常规检查:大便颜色为灰白色,便中脂肪增多,潜血试验常为阳性。

(3)血常规检查:提示贫血,但贫血并非由于失血所致,目前机制不明。白细胞计数为正常高值,多形性白细胞计数增多。

(4)肿瘤标志物检查:血清 CA19-9 水平常增高,但血清 CA19-9 增高也可见于胆管炎和胆汁淤积。血清 CA19-9 诊断原发性硬化性胆管炎患者合并胆管癌的敏感性是 50%~60%,同时检查 CA19-9 和 CEA 并不能提高敏感性。但是应用 CA19-9 监测原发性硬化胆管炎患者胆管癌的发生具有一定的价值。

2.影像学检查

(1)超声检查:显示肝外胆管正常,肝内胆管扩张。80%的病例可探查到肿块,多普勒超声检查可以准确地探测到累及门静脉的肿块,但是不能很好地显示肝动脉是否受累。胆管内超声检查仍处于试验阶段,但是对于肿瘤在胆管内及胆管周围的侵及范围仍能提供重要信息。

(2)增强 CT 检查:检查可以发现胆管扩张,40%～70%患者可以检测出肿瘤。螺旋 CT 对于小至直径 15 mm 胆管癌的检出率达到 90%,而且能够很好显示肝实质、肝内胆管和门静脉受累情况,但是螺旋 CT 会低估肝外胆管、肝动脉和淋巴结受累情况。

(3)MRI 和 MRCP 检查:对诊断胆管结石、狭窄的准确率超过 90%,对胆管癌引起胆管梗阻和肝门区肿瘤的准确率达到 80%。MRI 和 MRCP 对治疗肿瘤引起的肝门区狭窄提供了重要帮助,但是不能取代有创性胆管造影检查,因为后者可以进行刷片细胞学检查和胆汁引流。

(4)ERCP 和 PTC 检查:CT 和 MRI 检查可以检测到胆管梗阻和肿块,但是需要进行有创性操作获取细胞学和活检标本以区分炎性和恶性的胆管狭窄。随着新的无创性影像学检查技术的发展,直接胆管造影检查的价值也发生了变化,一些学者依靠多普勒超声和 MRCP 检查,避免在手术前进行胆管有创性操作。

(5)正电子发射计算机断层显像检查:在胆管癌诊断和分期中的价值有待研究,目前不是胆管癌术前常规检查项目。

(6)血管造影检查:数字减影血管造影检查可以显示肝动脉、门静脉,以及在肝内的分支。应当先进行彩色多普勒超声、CT 和 MRI 检查,根据结果考虑是否行数字减影血管造影检查。

3.内镜下及经皮胆管造影术检查

内镜下及经皮胆管造影术仍然具有重要价值。它的一个重要优点是可以取活检进行组织学检查,需要注意胆管注射造影剂之后必须置管引流,以免出现感染。但是并不能在超声检查发现肝门区胆管梗阻之后立即进行这些检查,仅对脓毒症或肾衰竭患者需要立即处理减轻黄疸时进行。建议先应用无创性方法对肝门区肿物的质地和大小进行检测,评估治疗方案,然后再进行胆管造影检查、细胞学检查和胆管引流。

(1)ERCP 检查:对于肝门区胆管癌,ERCP 显示胆总管和胆囊正常,肝门区梗阻,通过造影剂显示狭窄部位以上的胆管扩张,导丝通过狭窄部位,可进行细胞学检查和置入支架。

(2)经皮穿刺胆管造影检查:显示狭窄部位以上的胆管扩张。当左、右肝管均被堵塞时,需要分别对左右肝管进行穿刺,才能更好地显示梗阻部位和特点。经皮穿刺胆管造影能更清楚地显示肿瘤在肝脏及肝内胆管的浸润程度。

(八)诊断与鉴别诊断

由于胰腺癌是引起梗阻性黄疸的一个常见病因,因此对于梗阻性黄疸患者,首先进行腹部 CT 扫描以明确梗阻原因和部位。

CT 检查显示肝内胆管扩张。如果梗阻部位在肝门区,那么胆总管往往是正常的,如果是肝外胆管梗阻,那么胆总管在梗阻部位以上是扩张的。如果 CT 检查显示肝门区胆管梗阻,接下来进行 MRCP 检查。如果 MRCP 未能清楚显示梗阻部位以上的肝脏及胆管情况,建议行经皮胆管造影检查,同时行刷片细胞学检查。

如果 CT 未发现胆管扩张,则需要考虑其他可能引起胆汁淤积的疾病,包括药物性肝炎和原发性胆汁性肝硬化。必要时需要进行肝穿组织活检。如果疑似原发性硬化性胆管炎,则胆管造影检查是有诊断意义的。对于发生在肝门区的胆管梗阻,鉴别诊断还应包括良性肿瘤和转移癌,需要结合病史及其他检查进行诊断。

(九)治疗

1.手术

目前手术治疗存在的问题是如何彻底切除肿瘤,达到无肿瘤的边缘区。肝门区胆管癌手术时需要切除包括尾叶在内的部分肝脏、胰腺以上的肝外胆管、肝门区和腹腔淋巴结。低位胆管癌的手术原则和切除范围与胰腺癌相同。肝内胆管癌手术原则与其他肝内恶性肿瘤手术原则一致,即切除肿瘤至镜下无肿瘤边缘区,同时保留足够的肝组织。

2.肝移植

由于大部分肝内胆管癌早期复发率高,不适合行肝移植治疗。

3.辅助放、化疗

可以应用铱丝或镭针内放疗联合胆管引流,但是疗效尚未得到证实。外放疗的疗效目前还有争议。细胞毒性药物治疗胆管癌无效。

4.姑息治疗

姑息治疗的目的是缓解黄疸和瘙痒、延长生命。可以通过内镜下、经皮甚至手术的方法置入支架缓解黄疸和瘙痒。肝门区胆管癌可行手术姑息治疗,将左肝叶Ⅲ段肝内胆管与空场吻合,75%的患者黄疸至少可缓解 3 个月。如果Ⅲ段胆管萎缩,则可将Ⅴ段胆管与右侧肝内胆管吻合。

(十)预后

胆管癌的预后与肿瘤位置、组织学恶性程度有关。肝门区的胆管癌不易手术切除。组织学恶性程度低的胆管癌预后好。息肉样胆管癌预后好。

部分胆管癌生长慢,转移晚。如果不能手术切除胆管癌,那么 1 年生存率是50％,2 年生存率是 20％,3 年生存率是 10％。手术切除肿瘤、内镜下或经皮穿刺植入支架可以缓解黄疸。能否手术切除肿瘤取决于其生长部位,并非恶性程度。由于手术切除术后平均生存期比较长,因此对胆管癌患者应当进行合适的治疗方案评估。

第七章 胰 腺 疾 病

第一节 急性胰腺炎

急性胰腺炎是指多种病因造成的胰酶在胰腺内激活后引起胰腺组织自身消化、水肿、出血甚至坏死的炎症反应。急性胰腺炎是临床常见急腹症之一。急性胰腺炎伴有脏器功能障碍，或出现坏死、脓肿或假性囊肿等局部并发症或两者兼有。常见腹部体征有上腹部明显的压痛、反跳痛、肌紧张、腹胀、肠鸣音减弱或消失等；可以有腹部包块，偶见腰肋部皮下瘀斑征和脐周皮下瘀斑征；可以并发一个或多个脏器功能障碍，也可伴有严重的代谢功能紊乱，包括低钙血症（血钙<1.87 mmol/L）。增强 CT 为诊断胰腺坏死的最有效方法，B 超及腹腔穿刺对诊断有一定帮助。急性生理学及慢性健康状况评分>8 分。急性胰腺炎 CT 分级系统≥Ⅱ级。

在重症急性胰腺炎患者中，凡在起病 72 小时内经正规非手术治疗（包括充分液体复苏）仍出现脏器功能障碍者，可诊断为暴发性急性胰腺炎。暴发性急性胰腺炎病情凶险，非手术治疗常不能奏效，常继发腹腔间隔室综合征。重症急性胰腺炎无脏器功能障碍者为Ⅰ级，伴有脏器功能障碍者为Ⅱ级，其中 72 小时内经充分的液体复苏，仍出现脏器功能障碍的Ⅱ级重症急性胰腺炎患者属于暴发性急性胰腺炎。

一、概述

(一)病因

急性胰腺炎的病因目前并不十分明确，并且存在地区差异，就目前资料来看，主要与下列因素有关。

176

(1)以胆道疾病、酒精和高脂血症为常见病因。

(2)其他疾病：十二指肠疾病，胰管阻塞，内分泌与代谢障碍，外伤性、感染性、自身免疫性疾病，药物和毒物，肿瘤等。

(3)大量饮酒和暴饮暴食。

(4)手术与创伤：腹腔手术，特别是胰胆和胃手术，腹部钝挫伤，ERCP检查。

(5)内分泌与代谢障碍：任何引起高钙血症的原因都可产生胰管钙化，增加胰液分泌、促进胰蛋白酶原激活。

(6)感染。

(7)药物：噻嗪类利尿药、硫唑嘌呤、糖皮质激素、四环素、磺胺类等可能损伤胰腺组织。

(二)发病机制

急性胰腺炎的发病机制：胰酶异常激活、白细胞过度激活、胰腺微循环障碍、细胞凋亡、肠道细菌易位等。

(三)临床分型

急性胰腺炎临床分为急性轻型胰腺炎和急性重症胰腺炎及早发性重症急性胰腺炎3种。

轻型胰腺炎症状较轻，表现为胰腺水肿、病情自限、无器官功能障碍或局部并发症，对液体补充治疗反应良好。10%～20%轻型胰腺炎发展为重症胰腺炎，表现为胰腺出血、坏死，可并发全身炎症性反应和多脏器功能衰竭，病死率很高。

二、临床表现

(一)症状

急性胰腺炎主要包括腹痛、恶心、发热等。常见病症有以下几点。

1.腹痛

腹痛为本病的主要表现和首发症状，多数为突然起病，急性腹痛，常在饮酒和饱餐后发生，可为钝痛、刀割样痛、钻痛或绞痛，呈持续性，可有阵发性加剧，可向腰背部呈带状放射，取弯腰抱膝位可减轻疼痛，进食可加剧。疼痛部位多在中上腹。水肿型腹痛3～5天即可缓解。出血坏死型腹部剧痛延续较长，可引起全腹痛。

2.恶心、呕吐及腹胀

呕吐后腹痛并不减轻。出血坏死型同时有腹胀甚至出现麻痹性肠梗阻。

3.发热

中度以上发热,持续 3～5 天,有继发感染,可呈弛张热。

4.低血压或休克

低血压或休克仅见于出血坏死型胰腺炎,提示有大量胰腺组织坏死。

5.水、电解质及酸碱平衡紊乱

多有轻重不等的脱水,呕吐频繁可有代谢性碱中毒。重症者尚有明显脱水与代谢性酸中毒,伴血钾、血镁、血钙降低。

6.其他

如急性呼吸衰竭或急性呼吸窘迫综合征,患者突然发生进行性呼吸窘迫,过度换气、发绀、焦虑、出汗等,常规氧疗不能缓解;急性肾衰竭;心力衰竭与心律失常;胰性脑病表现为精神异常、定向力缺乏、精神混乱,伴有幻想、幻觉、躁狂状态等。

(二)体征

急性水肿型胰腺炎患者腹部体征较轻,多数有上腹压痛,但常与主诉腹痛程度不相符,可有腹胀和肠鸣音减少,无肌紧张和反跳痛。急性出血坏死型胰腺炎患者出现急性腹膜炎体征,腹肌紧张,全腹显著压痛和反跳痛。伴麻痹性肠梗阻而有明显腹胀者,肠鸣音弱或消失。可出现腹水征,腹水多呈血性,少数患者两侧肋腹部皮肤呈暗灰蓝色,称腰肋部皮下瘀斑征;脐周围皮肤青紫,称脐周皮下瘀斑征,可出现黄疸。低血钙引起手足搐搦者,为预后不佳表现。

三、并发症

(一)局部并发症

胰腺脓肿与假性囊肿主要发生在出血坏死性胰腺炎。

(二)全身并发症

如急性呼吸窘迫综合征、急性肾衰竭、败血症、心律失常、心力衰竭、弥散性血管内凝血、肺炎等。

四、辅助检查

(一)实验室检查

1.血清淀粉酶检查

血清淀粉酶是目前诊断急性胰腺炎最常用的指标,该值升高对诊断很有意义,但水平高低与病情轻重不呈正性相关。

2.血清脂肪酶检查

血清脂肪酶活性测定具有重要临床意义,尤其当血清淀粉酶活性已经下降至正常,或其他原因引起血清淀粉酶活性增高,血清脂肪酶活性测定有互补作用。

3.血常规检查

急性轻型胰腺炎白细胞计数一般在 $15 \times 10^9/L$ 以下,急性重型胰腺炎白细胞升高程度与病情有明显关系。

4.血清标志物检查

推荐使用 C 反应蛋白测定,C 反应蛋白值有助于评估急性胰腺炎的严重程度,发病 72 小时后 C 反应蛋白>150 mg/L 提示胰腺组织坏死。

(二)影像学诊断

1.X 线检查

胸片检查可有胸腔积液,膈肌抬高及肺实质病变,腹部平片可有肠梗阻的表现。

2.超声检查

在发病初期 24~48 小时行 B 超检查,可以初步判断胰腺组织形态学变化,同时有助于判断有无胆道疾病,但受急性胰腺炎时胃肠道积气的影响,对急性胰腺炎不能作出准确判断。

3.CT、MRI 等检查

目前临床常用的急性胰腺炎影像检查方法有 CT、MRI、MRCP 等,对胰腺病变程度的判定、并发症的出现及鉴别诊断均很有意义。

五、诊断与鉴别诊断

(一)诊断

1.急性胰腺炎诊断的非影像临床分型标准

急性胰腺炎诊断的非影像临床分型标准见表 7-1。

表 7-1　急性胰腺炎诊断的非影像临床分型标准

入院时评价指标 (5 项)	年龄 55 岁以上;白细胞计数 $16 \times 10^9/L$;血糖>11.2 mmol/L;血清 LDH>350 U/L; GOT>250 U/L
入院后 48 小时内评价指标(6 项)	血细胞比容下降超过 10%;BUN 升高超过 1.8 mmol/L;血清钙<2 mmol/L;动脉血 PO_2<8 kPa;碱缺乏>4 mmol/L;估计体液丢失超过 6 000 mL

2.急性胰腺炎诊断

急性胰腺炎一般分为轻症急性胰腺炎、重症急性胰腺炎、早发性重症急性胰腺炎 3 类,其临床诊断标准见表 7-2。

表 7-2　急性胰腺炎的临床诊断

类型	诊断标准
轻症急性胰腺炎	具备急性胰腺炎的临床表现和生化改变,而无器官功能障碍或局部并发症,对液体补充治疗反应良好。急性胰腺炎严重程度评分<3,或 CT 分级为 A、B、C
重症急性胰腺炎	具备急性胰腺炎的临床表现和生化改变,且具有下列之一者:局部并发症(胰腺坏死、假性囊肿、胰腺脓肿);器官衰竭;急性胰腺炎严重程度评分≥3;CT 分级为 D、E
早发性重症急性胰腺炎	急性胰腺炎发病后 72 小时内出现下列之一者:肾衰竭(血肌酐>2.0 mg/d);呼吸衰竭(PO_2≤8.0 kPa);休克(收缩压≤10.6 kPa,持续 15 分钟);凝血功能障碍(血浆凝血酶原时间<70%、和/或活化的部分凝血活酶时间>45 秒);败血症(温度>38.5 ℃、白细胞计数>16.0×10^9/L、动脉血气分析≤4 mmol/L,持续 48 小时,血/抽取物细菌培养阳性);全身炎症反应综合征(温度>38.5 ℃、白细胞计数>12.0×10^9/L、动脉血气分析≤2.5 mmol/L,持续 48 小时,血/抽取物细菌培养阴性)

3.急性胰腺炎与慢性胰腺炎诊断标准比较

(1)急性胰腺炎:水肿型患者有剧烈而持续的上腹部疼痛,恶心,呕吐,轻度发热,上腹部压痛,无腹肌紧张,同时有血清和/或尿淀粉酶显著升高及 Cam/Ccr% 比值升高,可诊断;出血坏死型患者早期如有以下表现应诊断:①全腹及腹肌强直,腹膜刺激征;②烦躁不安,四肢厥冷,皮肤呈斑点状等休克症状;③血钙下降到 2 mmol/L 以下;④腹腔诊断性穿刺有高淀粉酶活性的腹水;⑤与病情不相适应的血尿淀粉酶突然下降;⑥肠鸣音显著降低,肠胀气等麻痹性肠梗阻;⑦腰肋部皮下瘀斑征;⑧正铁血白蛋白阳性;⑨肢体出现脂肪坏死;⑩消化道大量出血;⑪低氧血症;⑫白细胞计数>18×10^9/L 及血尿素氮>14.3 mmol,血糖>11.2 mmol/L,无糖尿病病史。

(2)慢性胰腺炎:结合病史及实验室检查,临床表现可进行诊断。日本胰腺病研究会诊断标准:①胰组织学诊断明确;②X 线下确实发现有胰腺钙化;③有显著胰外分泌功能降低;④胆道或胰实质造影有特征性损害;⑤上腹痛,压痛持续 6 个月以上。

(二)鉴别诊断

急性胰腺炎的鉴别诊断主要包括以下几方面。

1.消化性溃疡急性穿孔

有较典型的溃疡病史,腹痛突然加剧,腹肌紧张,肝浊音界消失,血清淀粉酶不超过 500 苏氏。X 线透视见膈下有游离气体等。

2.胆石症和急性胆囊炎

常有胆绞痛史,疼痛位于右上腹,常放射到右肩部,墨菲征阳性,血及尿淀粉酶轻度升高。B 超及 X 线胆道造影可明确诊断。

3.急性肠梗阻

腹痛为阵发性,多在脐周,腹胀,呕吐,肠鸣音亢进,有气过水声,无排气,可见肠型。腹部 X 线可见液气平面。

4.心肌梗死

有冠心病病史,突然发病,有时疼痛限于上腹部。心电图显示心肌梗死图像,血清心肌酶学升高。血、尿淀粉酶正常。

5.其他方面

如异位妊娠破裂、尿毒症、肾绞痛、脾破裂等。

六、治疗

大多数急性水肿型胰腺炎经 3～5 天积极治疗常可治愈。出血坏死型胰腺炎必须采取综合性措施。

(一)内科治疗

(1)监护,严密观察生命体征。

(2)维持水、电解质平衡,保持血容量,并应早期给予营养支持治疗。

(3)解痉镇痛。亦可同时或早期应用前列腺素以改善胰腺微血管通透性。

(4)减少胰腺外分泌。

(5)应用抗生素。

(6)抑制胰酶活性适用于出血坏死型胰腺炎的早期。

(7)出血坏死型胰腺炎伴腹腔内大量渗液者可腹膜透析。

(8)预防和处理多器官功能衰竭。

(二)内镜治疗

内镜下奥狄括约肌切开术。

(三)其他

外科治疗、中医中药等。

第二节 慢性胰腺炎

慢性胰腺炎是由于各种因素造成的胰腺组织和功能的永久性、持续性损害，胰腺内外分泌功能障碍等为主要特征的慢性进行性炎症。胰腺出现不同程度的腺泡萎缩、胰管变形、纤维化及钙化，并出现不同程度的胰腺外分泌和内分泌功能障碍，临床上主要表现为腹痛、腹泻或脂肪泻，消瘦及营养不良等胰腺功能不全的综合征，后期可出现腹部囊性包块、黄疸和糖尿病等。以 40～60 岁多见，男性多于女性。

一、概述

慢性胰腺炎无规律地分布于世界各地区，不同地区的发病率相差较大，国外以慢性酒精中毒为主要原因，占病因的 60%～80%；国内则以胆道疾病为常见病因，其他可引起慢性胰腺炎的还有营养不良、高钙或高脂血症、胰腺创伤、胰腺分裂、甲状旁腺功能亢进、遗传和免疫因素等，还有 10%～30% 的患者原因不明，称为慢性特发性胰腺炎。

胆道感染或结石所引起的胆总管开口部或胆道交界处狭窄或梗阻，损伤胰腺组织及导管系统，造成炎症或梗阻。酒精刺激胰腺分泌增加，形成胰管内蛋白栓子，造成胰管梗阻。

二、临床表现

慢性胰腺炎多见于 40 岁以上者，男性多于女性。临床表现为无症状期与症状轻重不等的发作期交替出现，也可无明显症状而发展为胰腺功能不全的表现。

(一)症状

1.腹痛

腹痛是胰腺炎最主要的症状，占 90% 左右，多呈间歇性发作，少数呈持续性，疼痛多位于上腹部，可向背部、双侧季肋部、前胸、肩胛等处放射，饭后或饱餐后可诱发，仰卧位时加重，前倾、坐位减轻。发作时可伴有发热或黄疸。间歇期可无症状，或仅有消化不良表现。少数患者以隐袭慢性炎症方式进行，临床上可不发生腹痛。

2.腹泻

通常仅在外胰腺功能分泌丧失 90% 以上时，患者可出现食欲减退、腹胀、不耐油腻食物等,大便次数频繁、量多,稀软而酸臭,外观呈泡沫状,表面油腻并有油漂浮。长期腹泻致患者消瘦、营养不良及维生素 A、维生素 D、维生素 E、维生素 K 缺乏等症状,表现为夜盲症、皮肤粗糙,肌肉无力和出血倾向等。

3.体重下降

一方面是由于吸收不良导致营养障碍,另一方面是恐惧进食后疼痛加重而厌食。大部分患者体重减轻。

4.糖尿病

糖尿病是胰腺内分泌功能不足的表现,是慢性胰腺炎最常见的并发症。慢性胰腺炎患者中约有 1/3 为显性糖尿病,表现为多饮、多食、多尿、体重减轻等;1/2 为隐性糖尿病,葡萄糖耐量试验结果异常。

5.其他并发症

慢性胰腺炎还可出现梗阻性黄疸、十二指肠狭窄、胰腺假性囊肿、胰源性胸腹水和脾静脉血栓形成等并发症。

(二)体征

腹部压痛和腹痛不相称,上腹可有轻微压痛。少数患者因胰头显著纤维化或假性囊肿压迫胆总管,可出现持续或缓慢加深的梗阻性黄疸。当并发假性囊肿时,腹部可扪及表面光整的包块。少数患者可出现腹水和胸腔积液、消化性溃疡和上消化道出血、多发性脂肪坏死、血栓性静脉炎或静脉血栓形成及精神症状。

三、辅助检查

(一)实验室检查

(1)粪便弹力蛋白酶:正常值 200 μg/g,慢性胰腺炎<200 μg/g。

(2)粪苏丹Ⅲ染色:阳性者为脂肪滴,显微镜下粪中脂肪滴>100 个/高倍视野或肌肉纤维>10 个/低倍视野。

(3)血与尿淀粉酶:慢性胰腺炎可伴有血、尿淀粉酶升高,急性发作时血、尿淀粉酶明显升高。单一的尿淀粉酶升高仅作为辅助指标。

(4)空腹血糖升高或糖耐量异常。

(5)血清缩胆囊素明显升高,血浆多肽明显下降。

(二)胰腺外分泌功能检查

1.试餐试验

口服标准餐后,十二指肠液中胰蛋白酶浓度<61 U/L 为功能不全,在慢性

胰腺炎患者中的阳性率达 80％～90％。

2.苯甲酰-酪氨酰-对氨基苯甲酸试验

口服苯甲酰-酪氨酰-对氨基苯甲酸 500 mg,6 小时尿排除率＞60％为正常,＜50％提示功能不全,或口服苯甲酰-酪氨酰-对氨基苯甲酸 1 000 mg 后 2 小时血对氨基苯甲酸浓度＜20 μmol/L 也有意义。其对中至重度胰腺炎患者的敏感性达 80％～90％,但对轻度或早期患者的敏感性很低。

3.胰月桂酸试验

口服月桂酸荧光素,10 小时后尿荧光素浓度＜30％为异常。本试验的敏感性及特异性稍高于苯甲酰-酪氨酰-对氨基苯甲酸试验。

4.呼气试验

^{13}C 标记的混合甘油三酯呼气试验是一种诊断胰腺外分泌功能不全的方法,敏感性和特异性都较高。本病患者呼气中^{13}C 含量降低。

(三)影像学检查

1.X 线检查

慢性胰腺炎患者腹部平片可见胰腺钙化或胰管结石。低张十二指肠造影可见胃向前移位、十二指肠圈增大,十二指肠内侧壁黏膜呈针刺状改变及乳头增大。

2.超声检查

(1)腹部 B 超检查:胰腺形态不规则,局部或弥漫增大,晚期也可见萎缩。实质回声不均,可见局部强回声或点状钙化。胰管不规则扩张或管壁回声增强,结石见强光团伴声影,假性囊肿可见液性暗区。

(2)内镜超声检查:对 CP 的诊断优于腹部 B 超,诊断敏感性达 80％。声像图表现主要有胰实质回声增强、主胰管狭窄或不规则扩张和分支胰管扩张、胰管结石、假性囊肿等。10％患者 ERCP 正常而内镜超声显示实质回声不均或管壁增厚,故内镜超声对早期轻微病变具有重要价值。

3.CT、MRI 检查

CT 检查显示胰腺增大或缩小、轮廓不规则、胰腺钙化、胰管不规则扩张或胰周胰腺假性囊肿等改变。MRI 对 CP 的诊断价值和 CT 相似,但对钙化和结石逊于 CT。

4.ERCP 检查

胰管扭曲不规则、多发或弥漫性狭窄伴远端囊状扩张或呈串珠样改变,还可显示结石、胰腺分裂、交通性假性囊肿及胆管系统病变。在缺乏组织学证实的情况下,ERCP目前仍是诊断慢性胰腺炎的形态学"金标准",其敏感性和特异性高达90%和100%。根据胰管改变程度与范围,还可对慢性胰腺炎进行轻重分级。

5.MRCP检查

MRCP检查主要异常改变同ERCP,但对分支胰管病变的显示稍逊于ERCP,对小的钙化或结石显示不清。

6.血管造影检查

血管造影检查主要用于胰腺癌的鉴别诊断。慢性胰腺炎主要表现为胰腺动脉粗细不均呈串珠样,而胰腺癌可见动脉管壁不规则呈锯齿样状、肿瘤血管丛状聚集、静脉受侵狭窄闭塞。

(四)组织学检查

B超、CT或内镜超声引导下,细针穿刺吸引细胞学检查对假瘤型慢性胰腺炎与胰腺癌的鉴别具有重要价值。

四、诊断与鉴别诊断

(一)诊断

临床症状仍是诊断慢性胰腺炎的重要依据。轻度慢性胰腺炎无特异性临床表现。中、重度慢性胰腺炎临床表现主要有以下几点。

(1)腹痛、腹胀、黄疸等。腹痛是CP的主要临床症状,初为间歇性,后转为持续性,多位于上腹部,可放射至背部或两胁。腹痛常因饮酒、饱食、高脂肪餐或劳累而诱发。

(2)消化吸收不良、脂肪泻、体重减轻等症状。

(3)并发症可有糖尿病、胰腺假性囊肿、腹水、胰瘘、消化道梗阻和胰源性门脉高压症。

体征方面上腹压痛,当并发巨大假性囊肿时可扪及包块。当胰头显著纤维化或假性囊肿压迫胆总管下段,可出现黄疸。由于消化吸收功能障碍导致消瘦,体重下降,亦可出现并发症有关的体征。

(二)鉴别诊断

主要与胰腺癌鉴别。胰腺癌呈进行性经过,胰腺组织穿刺检查,胰液细胞学检查,可提供重要鉴别资料。另外,也应与壶腹癌、消化性溃疡、胆道感染鉴别。

五、治疗

(一)慢性胰腺炎的治疗原则

1.饮食处理

常规禁食;有严重腹胀,麻痹性肠梗阻者应胃肠减压;开放饮食的条件:在患者腹痛减轻/消失、腹胀减轻/消失、肠道动力恢复/或部分恢复。开始以碳水化合物为主,过渡至低脂饮食,血清淀粉酶不作为开放饮食的必要条件。

2.临床监护

动态观察腹部体征和肠鸣音改变;心电、血压监测;中心静脉压测定;记录24 小时尿量和出入量变化。根据病情选择。

3.镇痛

在严密观察病情下,可注射盐酸哌替啶注射液。不推荐吗啡(奥狄括约肌收缩)或盐酸消旋山莨菪碱注射液(诱发或加重肠麻痹)。

4.营养

营养支持及肠道衰竭的防治。

5.胰腺外分泌功能不全的治疗

主要应用外源性胰酶制剂替代治疗并辅助饮食疗法。胰酶制剂对缓解胰源性疼痛也具有一定作用。首选含高活性脂肪酶的超微微粒胰酶胶囊,并建议餐中服用。疗效不佳时可加服 PPI、H_2 受体拮抗剂等抑酸药物。

6.伴有糖尿病的胰腺炎

采用强化的常规胰岛素治疗方案,维持 CP 患者最佳的代谢状态。由于 CP合并糖尿病患者对胰岛素较敏感,应注意预防低血糖的发生。

具体治疗原则及措施见表 7-3。

表 7-3　慢性胰腺炎治疗原则及措施

治疗原则	治疗措施
禁食	轻症急性胰腺炎只需短期禁食,病情允许下尽早恢复饮食;重症急性胰腺炎先施行7～10 天肠外营养,病情缓解改肠内营养,注意症状和体征的变化
能量要求	总能量 8 000～10 000 kJ/d,50％～60％来自糖(250 g),15％～20％来自蛋白(8.5％氨基酸 750～1 000 mL),20％～30％来自脂类(10％脂肪乳剂 500 mL)。高脂血症者应减少脂肪类物质的补充
促动力药	及早予肠道促动力药,如生大黄、硫酸镁、乳果糖等,也可用中药皮硝外敷
微生态制剂	调节肠道菌群,如双歧杆菌嗜酸乳杆菌肠球菌三联活菌(培菲康)420 mg,每天 3 次

续表

治疗原则	治疗措施
保护肠道黏膜屏障	应用谷氨酰胺制剂保护肠道黏膜屏障
生长抑素及类似物	直接抑制胰腺外分泌,如奥曲肽。停药指征:临床症状改善、腹痛消失和/或血清淀粉酶活性降至正常
H₂受体拮抗剂和PPI	抑制胃酸分泌而间接抑制胰腺分泌,预防应激性溃疡
蛋白酶抑制剂	早期、足量应用。如加贝酯、乌司他丁
抗菌药	轻症非胆源性急性胰腺炎酌情使用抗生素,急性胰腺炎(胆源性,轻型)及急性胰腺炎(重型)常规使用抗生素。无法用细菌感染解释的发热等表现应考虑真菌感染,在经验性应用抗真菌药的同时进行血液或体液真菌培养
血管活性药物	改善胰腺和其他器官微循环障碍。如前列腺素 E₁制剂、丹参制剂

(二)急性胰腺炎与慢性胰腺炎治疗对照

急性胰腺炎与慢性胰腺炎治疗对照见表7-4。

表 7-4　急性胰腺炎与慢性胰腺炎治疗对照

急性胰腺炎	慢性胰腺炎
内科治疗 　　监护:维持水、电解质酸碱平衡,保持血容量;解痉镇痛;减少胰外分泌(禁食,胃肠减压,抗胆碱药,H₂受体拮抗剂或PPI,胰升血糖素,降钙素,生长抑素);抗菌药;抑制胰酶活性;腹膜透析;中医中药 外科治疗 　　诊断未明确,与其他急腹症如胃肠穿孔难以鉴别时;出血坏死性胰腺炎内科治疗无效时;胰腺炎并发脓肿,假囊肿,弥漫性腹膜炎,肠麻痹坏死时;胆源性胰腺炎处于记性状态,需手术解除梗阻时	内科治疗 　　祛除病因,防止急性发作,治疗胰外分泌功能不全症状。处理腹痛;治疗合并之糖尿病,补充营养 外科治疗 　　内科治疗不能缓解腹痛,发生营养不良者;合并胰腺脓肿或胰腺假囊肿者;不能排除胰腺癌者;瘘管形成者;胰腺肿大,压迫胆总管引起阻塞性黄疸者;有脾静脉血栓形成及门脉高压引起出血者

参考文献

[1] 苗秋实.现代消化内科临床精要[M].北京:中国纺织出版社,2021.

[2] 张超.消化系统疾病诊治[M].北京:科学技术文献出版社,2020.

[3] 罗刚.实用消化科疾病诊疗与新进展[M].哈尔滨:黑龙江科学技术出版社,2020.

[4] 张国欣,张莉,柳朝晴.消化内科常见疾病治疗与护理[M].北京:中国纺织出版社,2021.

[5] 张继红.消化系统疾病临床诊疗进展[M].北京:科学技术文献出版社,2020.

[6] 常惠礼,吴新荣,杨敏,等.消化系统疾病[M].北京:人民卫生出版社,2021.

[7] 马玲玲.消化疾病治疗与内镜技术[M].天津:天津科学技术出版社,2020.

[8] 刘瑞宝.消化系统疾病介入治疗[M].北京:人民卫生出版社,2020.

[9] 刘娜.消化系统疾病理论基础与实践[M].哈尔滨:黑龙江科学技术出版社,2021.

[10] 姚辉华,鲁遥恒,党纯.消化道肿瘤防治手册[M].成都:四川大学出版社,2022.

[11] 穆红.消化系统疾病诊疗[M].天津:天津科学技术出版社,2020.

[12] 周平红,钟芸诗,姚礼庆.消化内镜治疗学[M].上海:复旦大学出版社,2020.

[13] 唐艳.消化内科常见疾病诊疗方法[M].西安:陕西科学技术出版社,2021.

[14] 谭松.消化系统疾病临床诊断与治疗[M].昆明:云南科技出版社,2020.

[15] 胡冬鑫.实用消化系统肿瘤综合诊断与治疗[M].昆明:云南科技出版社,2020.

[16] 吴萍.消化内科临床实践[M].天津:天津科学技术出版社,2021.

[17] 杜晓健.消化系统疾病临床诊断与治疗[M].昆明:云南科技出版社,2020.

[18] 马立兴,张诒凤,王超颖,等.消化内科诊疗常规[M].哈尔滨:黑龙江科学技

术出版社,2022.

[19] 王岩.实用消化系统疾病诊断与治疗[M].沈阳:沈阳出版社,2020.

[20] 戴文玲.现代消化内科疾病诊治与护理[M].长春:吉林科学技术出版社,2020.

[21] 张超.消化系统疾病诊治[M].北京:科学技术文献出版社,2020.

[22] 沈月红,毛健坤.捍卫您的消化系统[M].上海:上海科技教育出版社,2020.

[23] 白丽萍.消化系统疾病诊疗精要[M].天津:天津科学技术出版社,2021.

[24] 田九振.精编消化疾病诊疗学[M].长春:吉林科学技术出版社,2022.

[25] 丁彦青,张庆玲,郑铁生.消化系统疾病[M].北京:人民卫生出版社,2020.

[26] 时霞.消化系统疾病诊疗策略[M].北京:科学技术文献出版社,2020.

[27] 张慧.消化系统疾病诊断与治疗策略[M].成都:四川科学技术出版社,2021.

[28] 张超.常见消化疾病基础与临床[M].哈尔滨:黑龙江科学技术出版社,2020.

[29] 田淇第,陈爱武,张其昌.消化系统慢性病诊断与治疗[M].郑州:河南科学技术出版社,2021.

[30] 张萌.消化系统常见疾病诊治要点[M].北京:科学技术文献出版社,2020.

[31] 李卿.现代消化内科疾病诊疗精要[M].北京:科学技术文献出版社,2020.

[32] 令狐恩强,刘迎娣,刘德良.消化道静脉曲张内镜规范化诊疗[M].北京:中国协和医科大学出版社,2022.

[33] 孙圆满.消化系统疾病临床诊疗学[M].哈尔滨:黑龙江科学技术出版社,2020.

[34] 沙金平.消化内科疾病临床诊治学[M].南昌:江西科学技术出版社,2020.

[35] 陈曦.消化系统疾病内科诊治要点[M].北京:科学技术文献出版社,2021.

[36] 张浩,章虹,江琴.肠道菌群在结直肠癌中的研究进展[J].世界华人消化杂志,2023,31(4):138-142.

[37] 冯俊礼,师军峰,李东芳,等.消化性溃疡治疗药物新剂型及其临床研究进展[J].现代消化及介入诊疗,2022,27(1):114-117.

[38] 李雪,董永祺,何松.急性上消化道出血的危险分级及临床应用[J].现代消化及介入诊疗,2022,27(2):229-233.

[39] 刘玉萍,刘梅娟,吴家岚,等.消化内科住院患者跌倒危险因素的病例对照研究[J].现代消化及介入诊疗,2022,27(2):260-264.

[40] 李静蕾,程平,盛卫勇,等.急性上消化道出血止血新技术的诊疗进展[J].世界华人消化杂志,2021,29(18):1035-1042.